Adele Puhn

DIE REVOLUTIONÄRE
Stoffwechsel
Diät

→ Mit der richtigen Kost den Blutzucker senken
→ Problemlos Eßgelüste und Heißhunger besiegen
→ Die sensationelle 5-Tage-Diät mit Erfolgsgarantie

Mosaik Verlag

Achtung: Wie bei jedem Diät- und Sportprogramm sollten Sie vor Beginn der Stoffwechseldiät Ihren Arzt fragen, besonders dann, wenn Sie regelmäßig Medikamente einnehmen.

Titel der Originalausgabe: The 5-Day Miracle Diet
Originalverlag: Ballantine Books,
a division of Random House, Inc., New York

Der Mosaik Verlag ist ein Unternehmen
der Verlagsgruppe Bertelsmann

© 1996 Adele Puhn
© Für die deutsche Ausgabe:
Mosaik Verlag GmbH, München / 5 4 3 2 1
Übersetzung: Dr. Inge Hofmann
Redaktion: Irmgard Perkounigg
Illustrationen: Mascha Greune, München
Einbandgestaltung: Martina Eisele, München
Einbandfoto: Premium/J. P. Nova
Satz: Filmsatz Schröter GmbH, München
Druck und Bindung: Graphische Großbetriebe, Pößneck
Printed in Germany
ISBN 3-576-11032-1

INHALT

EINLEITUNG: Kekse, nichts als Kekse! 7
KAPITEL 1: Diät-Mythen und was dahintersteckt 17
KAPITEL 2: Das chemische Netzwerk im Körper 29
KAPITEL 3: Die revolutionäre Stoffwechseldiät – Ihre letzte Diät! 39
KAPITEL 4: Fünf Tage, die ihr Leben verändern 83
KAPITEL 5: Der emotionale Hunger – Ihr persönlicher Dickmacher 99
KAPITEL 6: Die Stoffwechseldiät in verschiedenen Lebenssituationen 127
KAPITEL 7: Insulinresistenz und Kohlenhydratsucht 143
KAPITEL 8: Bewegung – Partner der Diät 153
KAPITEL 9: »Was ist Selbstmord mit Messer und Gabel?« – und andere Fragen 177

ANHANG A: Vitamine und Mineralstoffe in Nahrungsmitteln 193
ANHANG B: Ernährungstagebuch 201
ANHANG C: Muster für ein zehntägiges Ernährungstagebuch 211
ANHANG D: Adeles Gemüserezepte 215
Danksagung 221

EINLEITUNG

KEKSE, NICHTS ALS KEKSE!

Vergessen Sie alles, was Sie jemals über Diäten gehört haben! Werfen Sie Ihre Nahrungspyramiden, Ihre fettarmen Plätzchen, Ihre Bananen und Ihre Kohlenhydrat-Mahlzeiten einfach über Bord. Streichen Sie auch solche Wörter wie Wille, Motivation, Eßgelüste und Heißhungerattacken aus Ihrem Wortschatz. Sie stehen an der Schwelle zu einer neuen Lebensweise. Sie werden sich von Tag zu Tag phantastischer fühlen und dabei noch Gewicht verlieren. Seite für Seite lernen Sie in diesem Buch ein neues Ernährungsprogramm kennen, das so innovativ, so aufregend und so wirksam ist, daß Sie niemals wieder eine Diät machen werden.

Die Lust am Essen

Meine revolutionäre Stoffwechseldiät, die in der Tat eine Fünf-Tage-Diät ist, ist kein Zufallsprodukt. Die Idee kam mir auch nicht plötzlich eines Nachts im Schlaf. Zwanzig Jahre Erfahrung, Rückschläge, ausgedehnte Forschungen und Experimente sowie viele Überlegungen waren notwendig, um ein Konzept zu entwickeln, das ich auch heute noch von Fall zu Fall modifiziere, um jede individuelle Ernährungssituation zu berücksichtigen.

Alles begann zu Hause, als meine übergewichtige Mutter immer wieder Signale aussandte. »Iß nicht so viel, oder willst du so aussehen wie ich?« pflegte sie zu sagen, wenn sie Kekse, Blätterteiggebäck und frisch gebackene Krapfen mitbrachte. Ich wollte in dieser Hinsicht eigentlich nicht in die Fußstapfen meiner Mutter (oder meines diabetischen Vaters) treten, aber gleichzeitig konnte ich diesen verlockenden

Bäckereitüten nicht widerstehen. Die »Green-Gene« (mein Mädchenname; dt. »Grün-Gene«) gab es schon lange vor meiner Geburt. Es war mir, was das Essen anbelangt, vorherbestimmt, ein sinnlicher Mensch zu werden. Man könnte sagen, ich wurde in eine Welt von Leckereien hineingeboren. Ich aß und aß – und das ging bis zum Gymnasium so weiter. Natürlich versuchte ich Diäten, eine nach der anderen, wie andere Menschen auch. Diätpillen, Weightwatchers, Stillman's, Atkins, Schmatikins – alles Diäten, die ich ausprobiert habe. Und ich hatte auch Erfolg. Ich nahm ab – jedoch nur für kurze Zeit. Schon bald siegte meine Naschhaftigkeit über den eisernen Willen. Ich mußte etwas Süßes haben. Es gab Augenblicke, in denen ich einen Keks mehr als alles andere in meinem Leben brauchte. Dieser Keks stand für Liebe, Macht, Kontrolle und Glück. Und ich weiß, ich bin mit dieser Sucht nicht allein.

Nur eine Frage der Biochemie

»Es gab Zeiten, in denen es nichts auf der Welt gab, außer mir und diesem Keks. Ich mußte ihn einfach haben.«

»Wenn ich beginne Nudeln zu essen, kann ich nicht mehr aufhören. Ich muß eine ganze Schüssel auf einmal essen.«

»Jeden Nachmittag überkommt mich ein Verlangen nach Schokolade. Ich muß sie einfach haben. Aber sie hilft nicht wirklich, eine dreiviertel Stunde später brauche ich einen kurzen Schlaf.«

»Ich weiß nicht, ich kann es mir nicht erklären, ich bin deprimiert. Ich bin nicht wirklich hungrig, aber ich möchte essen.«

»Ich habe alles versucht, und ich kann einfach nicht abnehmen.«

Dies sind alles Kommentare, die ich von meinen Patienten gehört habe. In der Tat sind es Bemerkungen, die auch ich selbst geäußert habe.

Abnehmen und das Gewicht halten muß kein aussichtsloser Kampf sein. Man muß sein Gewicht nicht akzeptieren und auch nicht die Trägheit, Müdigkeit und das deprimierte Gefühl, das häufig mit überschüssigen Pfunden einhergeht. Ich wußte, daß hinter meinen Eßgelüsten mehr stand als dieses »Hineingeborensein in ein Keksparadies«, besonders als ich dann sah, daß mein Sohn David die gleichen Verhaltensweisen (infolge eines niedrigen Blutzuckerspiegels) entwickelte. Er war sieben Jahre alt, als ein Arzt bei ihm eine Hyperaktivität diagnostizierte. Er war intelligent, aktiv und aufgeweckt – aber er konnte sich nicht ruhig halten. Doktor Feingolds Theorien über Zucker als Ursache von Hyperaktivität waren damals gerade erst bekanntgeworden. Mein Interesse an Ernährung führte mich zu seinen Büchern. Ich las alles, was ich finden konnte. Ich forschte und lernte unglaublich viel. Immerhin ging es um meinen Sohn. Ich beobachtete David und bemerkte, daß er um so mehr Kekse wollte, je mehr er aß. Und je mehr Zucker er zu sich nahm, um so reizbarer, unkonzentrierter und hektischer wurde er. Ich merkte sofort, wenn er bei einem Freund Süßigkeiten gegessen hatte. Er rannte dann ins Haus, schrie und lief die Treppe hinauf und hinunter, bereit für einen weiteren Zuckerstoß. Er zappelte auf seinem Platz und schrie buchstäblich nach einem Keks. Er war ein vollkommen anderes Kind als der ruhige Junge, der mit einem knackigen Apfel in der Hand vor ein paar Stunden zum Spielen gegangen war. Ich wollte meinem Sohn helfen, und ich wollte es nicht mit Medikamenten tun. Ich erkannte, daß er konzentrierter war, wenn er keine Süßigkeiten gegessen hatte, und seine Energie entsprach dann der eines gesunden, aktiven (aber nicht hyperaktiven) siebenjährigen Kindes. Ich wußte, daß es einen Zusammenhang zwischen seinem Zuckerkonsum und seinem Verhalten gab, und ich war entschlossen, genau diesen Zusammenhang herauszufinden.

Als ich dann die höheren Fachsemester erreichte, hatte ich mir das nötige Wissen angeeignet, um die Antworten auf meine Fragen zu finden. Ich wußte, daß es einen eindeutigen Zusammenhang zwischen Blutzuckerspiegel, Eßgelüsten und Verhalten gab. Es war nur eine Frage der Zeit, bis ich erfuhr, was mittlerweile zu einer Mission geworden war – für David, für mich und für jeden, der mehr ans Essen als an ein ausgefülltes, produktives Leben denkt.

Während ich an meiner Doktorarbeit in Biochemie und Naturwissenschaften schrieb, half mir meine frühere Erfahrung als Bibliothekarin, herauszufinden, warum ein Keks so wichtig war.

Neben dem Studium machte ich ein Praktikum in einer Klinik für ganzheitliche Medizin. Mich faszinierte die alternative Medizin, die dort angewendet wurde. Ich war aufgeschlossen gegenüber neuen Ideen und klug genug zu wissen, daß das »Keksmonster« selbst bei einem siebenjährigen Jungen zu mächtig war, als daß es das Produkt reiner Einbildung hätte sein können.

Unsere Gelüste nach Gebäck mußten eine physische Ursache haben. Es war wie ein verzweifelter Schrei. Mir wurde klar, daß Eßgelüste eine physische Notwendigkeit sind. Und wie das Atmen oder der Kampf ums Überleben – Bedürfnisse gewinnen die Oberhand.

Und so wurde in einer besonders späten Sitzung in der Bibliothek 1979 die Stoffwechseldiät geboren – ein Programm, bei dem verschiedene Lebensmittel von unterschiedlicher Beschaffenheit zu verschiedenen Zeiten gegessen werden müssen, um den Körper und seinen Blutzuckerspiegel zu beeinflussen. Sechzehn Jahre später war ich Doktor der medizinischen Biologie und der klinischen Ernährung der Universität Bridgeport. Ich hatte den Titel einer geprüften Ernährungsspezialistin, der vom American College of Nutrition verliehen wird, einer angesehenen Vereinigung aus Ärzten und Forschern, deren Hauptanliegen es ist, Ernährungsforschung zu fördern. Ich predige in Kursen Verbraucherbewußtsein und hielt Vorlesungen vor bedeutenden Gruppen wie der American Cancer Society und der United Jewish Appeal. Ich unterhielt eine Privatpraxis in Manhattan und Great Neck und arbeitete mit vielen Ärzten, Spezialisten, Psychotherapeuten, Psychiatern und selbst Restaurantbetreibern zusammen. Kurz, ich kam herum und lernte eine Menge über Ernährung.

Abzunehmen und das Gewicht zu halten hat nichts mit dem Willen zu tun. Es hat nichts mit Einschränkung zu tun. Es hat nichts mit fettarmem Gebäck, Keksen, Fleisch, Salatdressings, Soßen oder irgendeinem anderen Produkt aus dem Angebot der fettarmen Lebensmittel zu tun. Es hat nichts damit zu tun, die Fettzellen auszutricksen, die geradezu danach zu schreien scheinen: »Füttere mich!« Und bei den meisten Menschen hat es nichts mit dem Brötchen zu tun, das sie zu Mittag gegessen haben. Abzunehmen und das Gewicht zu halten ist hauptsächlich von einem ausgeglichenen und stabilen Blutzuckerspiegel abhängig.

ENERGIE, VITALITÄT UND DER BLUTZUCKERSPIEGEL

Die meisten Menschen haben einen niedrigen Blutzuckerspiegel. Ein Glukosetoleranztest zeigt vermutlich nicht an, daß Sie hypoglykämisch sind, aber Sie können es trotzdem sein. Wie Sie essen, welche Art von Lebensmitteln Sie essen und wann Sie essen – all diese Faktoren erzeugen im Blutzuckerhaushalt Höhen und Tiefen über den ganzen Tag. Wenn man einen Vierundzwanzig-Stunden-Bluttest durchführen würde, könnte man diese Höhen und Tiefen, die die Hypoglykämiesymptome verursachen, herausfinden. Wenn man den niedrigen Blutzuckerspiegel erhöht, läßt sofort das physiologische Verlangen nach stärkehaltigen Produkten, Süßigkeiten, Alkohol, Koffein und Fett nach. Man hat mehr Energie als zuvor, ist konzentrierter und fühlt sich wohler, als man jemals für möglich gehalten hat. In der Tat: 75 Prozent der Gründe, weshalb ein Mensch nicht abnehmen und das Gewicht nicht halten kann, sind physiologischer Natur. Es ist der niedrige Blutzuckerspiegel, der diese Eßgelüste hervorruft. Die anderen 25 Prozent sind der sogenannte emotionale Hunger: Verhaltensweisen, Gefühle und psychologische Muster, die in Verbindung mit dem niedrigen Blutzucker die Pfunde nicht zum Verschwinden bringen.

Der Bankier und der Schokoladenkuchen

Einer meiner Patienten, ein Bankier Ende Fünfzig, wollte über das Wochenende zu einem Familientreffen fahren. Während er die vor ihm liegende Woche mit mir diskutierte, beschloß er, das Diätprogramm strikt einzuhalten. Er hatte bereits zwanzig Pfund abgenommen, und sein Blutzuckerspiegel stimmte. Er wollte unbedingt sein Idealgewicht erreichen. Ich drängte ihn, sich zu entspannen, die Party zu genießen und sich ein paar Extras zu gönnen. Er wußte – wie alle meine Patienten –, daß er, wenn er etwas zusätzlich zu dem Diätgrundprogramm essen wollte, es in Ordnung war. (Es ist sogar wichtig, mindestens einmal in der Woche etwas Außergewöhnliches, etwas, das Sie mehr als alles andere mögen, zu essen). Selbst angesichts dieses Wissens blieb mein Patient bei seinem Nein. Er wollte sein Idealgewicht so schnell wie möglich erreichen.

Er war anfällig für einen »Sabotageakt«. Als er bei seinen Verwandten eintraf, waren alle erstaunt über seinen Gewichtsverlust. Seine Lieblingstante empfing ihn herzlich mit den Worten: »Da bist du ja, du siehst großartig aus. Und was glaubst du, was ich habe? Ich habe dir deine Lieblingsschokoladentorte gebacken.« Seine Gedanken fingen an, sich zu überschlagen. Er konnte nicht die Flucht ergreifen und hatte keine Strategie, wie er auf seine Tante und ihren Kuchen reagieren sollte. Er hatte die Situationen, die eintreten könnten, nicht durchdacht. Was passierte? Er aß nicht nur ein Stück, sondern drei, und konnte nicht einen einzigen Bissen genießen. Mit jeder Gabel wurde er wütender auf seine Tante und auf sich selbst. Er mochte diesen Schokoladenkuchen nicht einmal. Es war eine Sitte, die von der Familien tradiert wurde, weil die Tante geliebt und bewundert werden wollte.

Voller Schuldgefühle schlang er den Kuchen hinunter und besiegelte damit sein Schicksal. Er ging nach Hause und aß weiter. Er aß die ganze Woche, es war ein Teufelskreis. Je niedriger sein Blutzuckerspiegel wurde, um so mehr verlangte es ihn nach Süßigkeiten. Je mehr Süßigkeiten er aß, desto unausgeglichener wurde sein Blutzuckerspiegel und um so mehr fühlte er sich dick, häßlich und abstoßend. Das Ergebnis? Er aß weiter und wurde die dicke, häßliche und abstoßende Person, die er gefürchtet hatte zu werden.

Die Stoffwechseldiät wird diesen Teufelskreis durchbrechen. Sie werden Ihr Wunder erleben!

Ihr letztes Diätbuch

In diesem Buch wird die Arbeit für Sie getan. Die Berechnungen und Forschungen, die Experimente und die Analyse wurden sorgfältig abgestimmt, so daß das Programm leicht und einfach zu befolgen ist. Sie brauchen nur fünf Tage lang diese Stoffwechseldiät einzuhalten, und Ihre Eßgelüste werden auf wundersame Weise verschwinden. Sobald Sie das physiologisch bedingte Verlangen, das drei Viertel Ihres Problems ausmacht, verloren haben, werde ich Ihnen zeigen, wie Sie mit dem verbleibenden Viertel – Ihrem emotionalen Hunger – zurechtkommen. Ich habe Strategien entwickelt, wie Sie den »Saboteuren« widerstehen können: Ihren Mitmenschen, Ihrer Familie und Ihren Freunden und ganz besonders sich selbst.

Ich habe auch einen Test zusammengestellt, mit dem Sie herausfinden können, ob Sie zu der Gruppe übergewichtiger Menschen gehören, die kohlenhydratsüchtig ist. Ich zeige Ihnen, wie Sie mein Programm modifizieren können, um die Kohlenhydrate einzuschränken, ohne das Gefühl zu haben, verzichten zu müssen.

Befolgen Sie das fünftägige Diätprogramm – und Sie werden feststellen, wie Ihr Körper immer weniger nach Süßigkeiten, stärkehaltigen Produkten oder einer Flasche Wein verlangt. Sie erfahren auch, wie Sie trotz allem zu Ihrem Kuchen kommen. Kontrollieren Sie Ihren Körper – und nicht umgekehrt!

> Heilung pfundweise: Wenn Sie Gewicht verlieren, wird auch Ihr Bluthochdruck gesenkt.
> Mit jedem Kilo, das ein Mensch abnimmt, sinkt der Blutdruck um einen Millimeter Hg.

EIN MÄRCHEN WURDE WAHR

Ich erinnere mich noch an den Tag, an dem Ellie zum erstenmal in meine Praxis kam. Es war Frühling, die Sonne schien durchs Fenster, ein leichter Windhauch bewegte die Papiere auf meinem Schreibtisch. Die drei Patienten, die ich vor ihr behandelt hatte, waren voller Optimismus gewesen. Dafür hatte ein einfacher Spaziergang in der Frühlingssonne gesorgt. Ich hatte mit Ellie ein paar Tage zuvor telefoniert, um den Termin zu vereinbaren. Ich wurde ihr von einem anderen Patienten, einem Kollegen in ihrer Firma, empfohlen. Ellie hatte das gleiche Problem wie viele andere Patienten. Sie nahm ihre zwanzig Pfund immer wieder ab und dann wieder zu. Sie konnte ihr Gewicht nicht halten. Nun war sie über Vierzig – und das Gewicht blieb, wurde sogar noch mehr. Auch Cholesterinspiegel und Blutdruck hatten mittlerweile erschreckende Werte erreicht. Ellie war übergewichtig, aber trotzdem attraktiv. Die beruflich und finanziell erfolgreiche Frau hatte ein Kind, eine neunjährige Tochter aus einer früheren Ehe, einen festen Partner und einen großen Freundeskreis. Es gab keinen offensichtlichen Grund für ihre Launen, trotzdem war sie depressiv, ja sogar mehr als das, sie war lethargisch, unkonzentriert und voller Selbsthaß. Warum schaffte sie es nicht abzunehmen!

Wir lernten uns während dieser ersten Sitzung kennen. Wir sprachen über ihre Eßgewohnheiten, den Orangensaft und das Müsli am Morgen, die Nudelgerichte am Mittag und die Bananen und Magerjoghurts, die sie zwischendurch aß. Es war mir klar, daß diese Gewohnheiten verändert werden mußten, und so setzte ich sie sofort auf meine Stoffwechseldiät. Im Verlauf der folgenden Monate paßte ich diese Diät ihren Bedürfnissen an. Wie einige meiner anderen Patienten war sie zuerst skeptisch. Sie befolgte jedoch meine Ratschläge. Innerhalb von fünf Monaten hatte Ellie dreiunddreißig Pfund verloren. Sie fühlte sich wundervoll, sie hatte mehr Energie als in all den Jahren zuvor. Ihr Cholesterinspiegel und ihr Blutdruck waren wieder im normalen Bereich, und sie sah phantastisch aus.

Auch Sie haben jetzt die Chance, die Reise in ein gesünderes, glücklicheres Leben anzutreten.

Was ich meinen Patienten erzähle

Einige Jahre bevor ich mit der Entwicklung der Stoffwechseldiät begonnen habe, war ich bei einem Freund eingeladen. Die Party war gut besucht. Meine Freundin hatte ein paar Monate zuvor ihr erstes Kind bekommen. Das Baby begann gerade zu stehen. Es befand sich im Wohnzimmer und war von Erwachsenen, die auf Sofas und Stühlen saßen, aßen, tranken und lachten, umgeben. Es versuchte zu stehen und fiel sofort wieder um. Eher erschrocken als verletzt, begann das kleine Mädchen nun zu schreien. Im Nu war der Vater zur Stelle und nahm das Kind auf den Arm, während er die andere Hand nach einem Keks ausstreckte. Das Kind hörte sofort zu weinen auf. In dieser kurzen Zeitspanne hatte es vier Dinge über das Leben gelernt:

- ▶ Es ist nicht in Ordnung zu schreien. Emotionen sind nicht gut und werden am besten unterdrückt.
- ▶ Emotionen – angenehme wie unangenehme – sollten unbedingt vermieden werden.
- ▶ Starke Gefühle sollte man eher durch Essen verdrängen, als sie zuzulassen.
- ▶ Kurz: Gefühle soll man mit Essen hinunterschlucken.

»Iß einen Keks und alles ist in Ordnung!« war die Botschaft, die der Vater seiner kleinen Tochter vermittelte. Aber statt sie mit Süßigkeiten zu füttern, hätte der Vater sie in den Arm nehmen oder ihr über den Kopf streicheln können. Der Schmerz hätte schließlich aufgehört, und die Tränen wären versiegt. Statt dessen hatte sie bereits im Kleinkindalter gelernt, ihre Gefühle »zu essen«, statt sie zu fühlen. Und so wird der Grundstein für ein durch zuviel Zucker ausgelöstes negatives Eßverhalten gelegt.

In den vergangenen achtzehn Jahren habe ich nichts anderes getan, als mich und mein Diätprogramm bekanntzumachen. Ich hatte keinen PR-Mann an der Seite, ich habe mir auch keine Magazinautoren oder Rundfunkmoderatoren ausgesucht. Ich hielt lediglich Vorlesungen vor Ortsgruppen, die darum gebeten hatten, und antwortete auf Briefe an Zeitschriften, in denen ich zitiert wurde. Das war alles. Und dennoch behandle ich in meiner Privatpraxis auf Long Island und in Manhattan fünfundsechzig bis fünfundachtzig Patienten wöchentlich, die alle durch Mundpropaganda von mir gehört hatten oder mich auf Veranlassung von Ärzten, Therapeuten und anderen Angehörigen von Gesundheitsberufen aufsuchen. Ich habe Tausende von Patienten, die einen weiten Weg zurücklegen, um in meine Praxis zu kommen, die mich aus allen Teilen des Landes anrufen und aus allen sozialen Schichten stammen. Und was ist der Grund dafür? Ich biete ihnen etwas an, das wirklich funktioniert.

DAS REVOLUTIONÄRE DIÄTPROGRAMM

Vereinfacht ausgedrückt beruht die Stoffwechseldiät auf der Kontrolle der physiologischen Bedürfnisse. Sie sind der Grund dafür, daß man eine Diät wieder aufgibt, bei einer Diät mogelt und das erreichte Idealgewicht nicht halten kann. Mein Diätprogramm ist einfach und leicht zu befolgen, und zwar an jedem Ort, selbst auf Reisen, in einem Restaurant oder bei einer privaten Einladung. Alles, was dafür notwendig ist, finden Sie auf den Seiten dieses Buches. Schritt für Schritt erhalten Sie Ratschläge und Informationen – und hin und wieder sogar etwas zum Lachen. Sie werden herausfinden, wie Ihr Körper funktioniert, warum der Blutzuckerspiegel eine so wichtige Rolle spielt und warum meine Diät sich so sehr von allen anderen Diäten, die Sie bisher ausprobiert haben, unterscheidet. Sie werden auch lernen, wie Sie mit psychologischen Hürden im Diätprogramm umgehen können und wie der emotionale Hunger Ihre Bedürfnisse und Wünsche bestimmt. Weiter werden Sie erfahren, wie man regelmäßige Bewegung in den Alltag integrieren kann. Ferner finden Sie einfache Anregungen zum Kochen von Gemüse und Rezepte, an denen Sie und Ihre Familie Freude haben werden.

Stellen Sie sich vor: keine Eßgelüste, keine Launen mehr, kein Bedürfnis nach einem kleinen Mittagsschlaf. Statt dessen schenkt Ihnen die Stoffwechseldiät:

- robuste Gesundheit
- dauerhaften Gewichtsverlust
- Energie
- ein unglaubliches Wellness-Gefühl

Wie Ellie einst zu mir sagte: »Ich habe mein ganzes Leben darauf gewartet. Ich kann nicht glauben, daß ich mich so gut fühle.«

Nun müssen Sie nicht in meine Praxis kommen, sondern brauchen nur die nächsten Seiten dieses Buches aufschlagen. Es liegt an Ihnen, egal, ob Sie fünfzig oder fünfzehn, eine ältere Frau oder ein jüngerer Mann, ein Manager oder eine Hausfrau, arm oder reich sind, diese Diät funktioniert bei allen.

Adeles Formel für Erfolg

Einhaltung des Diätprogramms = keine Eßgelüste + keine Verlustgefühle = vernünftige Eßgewohnheiten = ERFOLG!

KAPITEL 1

DIÄT-MYTHEN UND WAS DAHINTERSTECKT

Während ich Stoffwechselraten, biochemische Reaktionen und Lebensmittelinhaltsstoffe für meine Doktorarbeit studierte, probierte ich auch Diäten an mir selbst aus, und das aus einem sehr guten Grund. Wie Sie bereits wissen, waren die »Grünen Gene« bei mir am Werk, um mich dick werden zu lassen. Ich hatte meist zwanzig bis dreißig Pfund zuviel und bemühte mich, wenigstens fünf Pfund abzunehmen. Selbst wenn ich abgenommen hatte, war es ein Kampf, das Gewicht zu halten. Bei meiner Suche nach der perfekten Diät, nach einem Programm, das das Gewicht auf Dauer im Idealbereich hält, stieß ich auf viele Diäten, die sich als vollkommen falsch und sogar als schädlich für gesundes Abnehmen erwiesen. Bevor ich Ihnen die Stoffwechseldiät erkläre, zunächst ein Test, ob Sie bei Diäten den Durchblick haben. Ferner werde ich auf einige Diät-Mythen eingehen, die irgendwie nicht aussterben.

TESTEN SIE IHR WISSEN

Machen Sie diesen Test, um festzustellen, was Sie über Diäten und Lebensmittel wissen. Dies wird Ihnen helfen, richtig von falsch, gesund von krank und Diäten, die Sie bereits probiert haben, von solchen, die Sie beginnen wollen, zu unterscheiden.

Wahr oder falsch?
1. Nur Verzicht beim Essen führt zum Wunschgewicht.
2. Motivation ist alles.
3. Lightprodukte machen schlank.

4. Jede Diät hat Plateauphasen.
5. Die Nahrungspyramide garantiert Gesundheit.
6. Bananen und Joghurt sind großartige Diätprodukte.
7. Die ersten Pfunde, die verschwinden, sind nur Wasser.
8. Diätlebensmittel helfen beim Abnehmen.

Haben Sie der einen oder anderen Behauptung zugestimmt? Ob Sie es glauben oder nicht, jede einzelne davon ist falsch.

MYTHOS 1: *Nur Verzicht beim Essen führt zum Wunschgewicht*

Wir alle kennen diesen Spruch. Oft ist auch die Rede vom »Magerquark- und Gemüse-Club«, von der »Wasser- und Fisch-Variante« und natürlich von dem beliebten Ratschlag: »Ein Shake zum Frühstück, ein Shake zum Mittagessen und eine vernünftige Mahlzeit am Abend«. Doch was ist eine vernünftige Mahlzeit? Nach dieser flüssigen Nahrung über den ganzen Tag ist eine vernünftige Mahlzeit alles, was Sie in fünf Minuten oder weniger essen oder bestellen können, je pappiger, zuckerhaltiger und fetter, um so besser.

Selbst wenn Sie in zahllosen Diätprogrammen gelesen haben, daß Sie auch Kuchen essen dürfen, haben Sie im Innersten Ihres Herzens diesen nagenden Zweifel: Eine Diät, die wirklich funktioniert, verlangt Opfer. Lange habe ich selbst mit dieser Vorstellung gelebt. Und tatsächlich wird bei jeder zweiten Diät Verzicht gefordert.

Ganz anders hingegen ist dies bei der Stoffwechseldiät! Mein Programm geht die Ursachen des Übergewichts an: die Biologie der Eßgelüste oder, anders ausgedrückt, das chemische und hormonelle Ungleichgewicht, das dem Gehirn ein Gefühl von Benachteiligung und Verzicht vermittelt und andere Diäten scheitern läßt. Sie werden lernen, diese Gefühle zu kontrollieren. Sie werden lernen, daß es unter den Lebensmitteln keine »Übeltäter« gibt, und sehen, daß Sie sich etwas, was Sie absolut gerne essen, ein oder zweimal wöchentlich gönnen dürfen.

Selbst heute, in einer Zeit, in der die Menschen über gesunde Ernährung aufgeklärt sind, enthalten mehr als die Hälfte aller Diäten leere Kalorien: Zucker, Alkohol und Fett.

MYTHOS 2: *Motivation ist alles*

Dieser Mythos steht so ungefähr auf der gleichen Ebene wie die »Verzichtslüge« – nur geht er tiefer. Das bedeutet nicht nur, daß Sie die Verzichts- und Benachteiligungsgefühle, die bei jeder Diät auftreten, bekämpfen müssen, sondern daß Sie sich, wenn Ihre geplagte Seele »Stopp!« sagt, auch noch schuldig fühlen.
»Ich habe wieder versagt.« »Ich bin nicht stark genug.« »Es ist eine Tatsache. Ich kann einfach nicht abnehmen.«
Kommen Ihnen solche Aussagen bekannt vor? Nicht nur Sie, auch ich habe auf diesem Gebiet meine Erfahrungen gemacht. Aber nur Motivation, Inspiration und Wille bringen Sie so weit, obwohl es nicht nur eine Frage des Willens ist. Es geht um ein physisches Phänomen, eine physische Reaktion Ihres Körpers. Kein Mensch kommt dagegen an. Motivation ist nur ein kleiner Faktor in einem erfolgreichen Diätprogramm. Sobald Sie erfahren haben, wie Sie Ihre Körperchemie kontrollieren können, werden die Eßgelüste, die jede Motivation zunichte machen, verschwinden.

MYTHOS 3: *Lightprodukte machen schlank*

Eine meiner Patientinnen befolgte mein Programm ganz genau. Sie machte alles richtig – außer in einem Punkt: Nachdem ich ihr erzählt hatte, sie könne ein Salatdressing nehmen, griff sie zu einer fettarmen Variante. Bei Brot wählte sie Vollkornbrot – die Lightversion. Bei der Wahl ihres wöchentlichen Lieblingslebensmittels griff sie immer zu einem Magerjoghurt, Lightvollkornkeksen oder fettarmem Gebäck. Nachdem sie eine Woche lang Lightprodukte gegessen hatte, begann sie, das Gewicht, das sie verloren hatte, wieder anzusetzen. Noch schlimmer, ihre Eßgelüste waren so stark wie vor dem Diätprogramm. Das Problem war: Sie aß zu viel Lightkost und hatte zu wenig Genuß beim Essen.

Diätkekse, -joghurts und -Speiseeisprodukte sind so ins Blickfeld des Verbrauchers gerückt, daß dieser glaubt, alles was fettarm ist, muß auch gut, gesund und kalorienarm sein. Aber leider ist das ein Irrtum. Tatsache ist, daß Fett einfach gut schmeckt – in Kuchen, Soßen und Feinkostsalaten. Wenn Fett als Zutat weggelassen wird, muß den Produkten etwas zugesetzt werden, um die Geschmacksknospen zufrie-

denzustellen. Dieses »Etwas« ist in der Regel Zucker. Wenn man sich die fettarmen oder fettfreien Salatdressings in den Supermarktregalen ansieht, so enthalten sie in den meisten Fällen statt Fett Zucker (oder eines seiner Derivate wie Maltose, Saccharose, Fruktose oder Stärkesirup). Und dieser Zucker fördert ein chemisches Ungleichgewicht im Körper, was Eßgelüste erzeugt und die Betroffenen immer weiter zu den gar nicht so kalorienarmen Diätprodukten greifen läßt.
Eine kleine Menge an Fett ist ein wichtiger Bestandteil meines Programms. Sie brauchen eine bestimmte Menge Fett. Der Körper selbst kann nicht genügend essentielle Fettsäuren, die für gute Gesundheit, zufriedenstellende Verdauung, kräftige Nägel und eine reine, klare Haut sorgen, herstellen. Und weil die Eßgelüste bei meinem Pro-

---

Haben Sie eine Fettphobie?

Wenn man es mit einer guten Sache übertreibt, kann man eine Phobie entwickeln. Auf das Fett zu achten, ist eine gute Gewohnheit, aber es zwanghaft aus dem Speiseplan zu verbannen und sein Leben damit zu verbringen, die Zutatenlisten zu studieren, bewirkt genau das Gegenteil.

Mit dem folgenden Test können Sie herausfinden, ob Sie eine Fettphobie haben:

- ▶ Sie suchen ständig nach dem Wort »Light« auf Brot, Käse und Brotbelag.
- ▶ Sie bitten Ihren Trainer oder Arzt immer wieder, Ihren Körperfettgehalt zu messen.
- ▶ Sie essen im Restaurant kein Grillgemüse, weil es leicht nach Öl schmeckt.
- ▶ Selbst wenn Sie dem Ober gesagt haben, Sie möchten kein Fett, können Sie nicht glauben, daß Ihre Vorspeise tatsächlich fettfrei ist.
- ▶ Sie haben seit mehr als sechs Monaten keinen »normalen« Keks mehr gegessen.
- ▶ Wenn ein Lokal keine Magermilch hat, nehmen Sie auch keinen Kaffee und denken nicht einmal an Cappuccino (obwohl er nur dreißig Kalorien hat).
- ▶ Sie essen Fisch immer gegrillt und trocken, obwohl Sie ihn so nicht ausstehen können.

Wenn Sie irgendeine dieser Fragen mit ja beantwortet haben, sollten Sie Ihre Einstellung zum Fett überprüfen.

gramm innerhalb einer Woche verschwinden, wird niemand zuviel Fett essen. Ein- oder zweimal wöchentlich werden Sie bei meinem Programm an dem Diätregal im Supermarkt vorbeigehen und statt etwas herauszunehmen vielleicht in ein französisches Bistro gehen und dort ein warmes Baguette mit Käse oder ein feines Dessert bestellen – weil Sie es dürfen!

MYTHOS 4: *Jede Diät hat Plateauphasen*

Es war immer das gleiche. Melissa machte eine Diät, nahm zwei oder drei Pfund pro Woche ab und dann, ganz plötzlich, ging nichts mehr. Diätberater erklärten ihr, sie habe eben eine Plateauphase erreicht, sie solle weitermachen, das Gewicht würde schon wieder sinken. Es wurde ihr auch empfohlen, die Kalorien weiter einzuschränken, obwohl sie bereits einen mageren 1100-Kalorientag hatte. Man riet ihr auch zu mehr Bewegung, um weiter abzunehmen, obwohl sie bereits jeden Tag eine Stunde lang auf ihrem Fitneß-Fahrrad trainierte. Leider untergrub diese Plateauphase Melissas Motivation, und nach einigen Wochen wurde sie äußerst ungeduldig. Sie war verärgert und frustriert und wußte nicht, wie sie weiter abnehmen könnte – und gab deshalb die Diät wieder einmal auf.

Das Diätplateau war lange ein Rätsel, ein magisches Wort für die Zeiten, in denen das Gewicht stagnierte. In Wirklichkeit gibt es derartige Plateauphasen nicht. Wenn Sie mein Ernährungs- und Trainingsprogramm befolgen, haben Sie überhaupt keine Plateauphasen. Wenn sich Ihr Körper in einem guten Stoffwechselzustand befindet, nimmt das Gewicht langsam und beständig ab.

Es gibt natürlich Schwankungen im Gewicht, Zeiten, in denen es sich um ein, zwei oder gar drei Pfund verändert. Aber dies ist nichts Ungewöhnliches. Muskeln wiegen mehr als Fett, und wenn Sie ein Trainingsprogramm beginnen (eine wesentliche Komponente meines Programms), werden Sie wahrscheinlich geringfügig zunehmen. Ferner braucht der Körper ein paar Wochen, um sich an diesen neuen, gesünderen Lebensstil zu gewöhnen. Aber Schwankungen sind keine Plateaus, und auf lange Sicht gesehen werden das Ernährungsprogramm und die sportliche Betätigung Ihren Stoffwechsel auf Trab bringen. Sie werden wissen, wann Sie Sport treiben müssen, um mehr Kalorien zu verbrennen, und wann Sie sich Ruhe gönnen sollten, weil Sie zu schnell Gewicht verlieren. Ich glaube nicht an das Wort »Plateau«. Es existiert bei der Stoffwechseldiät nicht.

Als Melissa an dem Punkt angekommen war, an dem sie bei meinem Programm nicht mehr weiter abnahm, überprüften wir ihre Ernährung. Sie war dreimal japanisch essen gegangen, wobei sie ein kalorienarmes, aber stark natriumhaltiges Mahl zu sich genommen hatte, das Wasser in ihrem Körper speicherte. Zusätzlich hatte sie soviel zu tun, daß sie viermal ihre Gymnastik hatte ausfallen lassen, und nun war das »Rätsel Plateau« gelöst. Ein bißchen mehr Sport, ein bißchen mehr Überlegung und ein wenig Planung, wie beispielsweise die Gymnastik wieder aufgenommen und auf salzhaltige Lebensmittel verzichtet werden konnte – und schon begann Melissa abzunehmen. Bei der Stoffwechseldiät gibt es keine Plateauphasen. Wenn Sie ein paar Wochen hintereinander kein Gewicht verlieren, gibt es immer einen realen Grund dafür. Es ist Ihre ganz persönliche Aufgabe, sich an das Programm zu halten.

Mythos 5: *Die Nahrungspyramide garantiert Gesundheit*

Von Verpackungen für Zerealien bis zu den Kursen zum Abnehmen finden Sie überall nur den Ernährungskreis oder die Nahrungpyramide. Gemäß der American Heart Association, der American Dietetics Association und der American Diabetes Association sollte die tägliche Nahrungsaufnahme in der Hauptsache aus Kohlenhydraten bestehen, dann folgen Obst und Gemüse, weiter Eiweiß, Milch- und Milchprodukte und zum Schluß das Fett. So weit, so gut. Diese Theorie garantiert jedoch keine gesunde Ernährung, sie sagt auch nichts darüber aus, welche Art von Kohlenhydraten, Gemüsen und Früchten gegessen werden soll. Und wenn Sie zufällig insulinresistent oder kohlenhydratsüchtig sind, kann die Nahrungspyramide sogar gesundheitsschädlich sein. Eine Untersuchung an der Stanford University School of Medicine hat ergeben, daß eine kohlenhydratreiche Diät die Triglyceridspiegel erhöhen und das »gute« oder HDL-Cholesterin bei insulinresistenten Menschen senken kann. Diese Menschen leiden in der Regel an einem hohen Blutdruck und entwickeln im Alter Diabetes. George Raven von der Stanford-Universität bezeichnet dies als »Syndrom X«, einen Zustand, der mit einem hohen Risiko für Herzerkrankungen einhergeht.

Wenn Sie die Menge des körpereigenen Insulins senken, werden weniger Eicosanoide gebildet, »Überwachungshormone«, die dem Körper den ersten Befehl zur Insulinausschüttung geben. Im nächsten Kapitel wird die Rolle des Insulins in der Stoffwechseldiät erklärt und die Kohlenhydratsucht behandelt. Jetzt jedoch wollen wir etwas näher die folgende Nahrungspyramide betrachten.

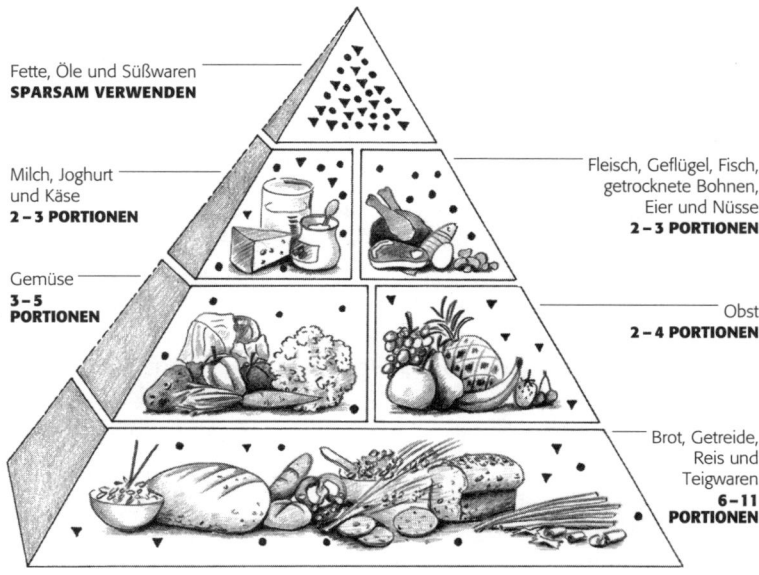

SCHLÜSSEL
● Fett (natürlich vorkommend und zugesetzt)   ▼ Zucker (zugesetzt)
Diese Symbole zeigen, daß die Fett- und Zuckeranteile hauptsächlich aus Fett, Öl und Süßwaren stammen, aber auch Teil der Nahrungsmittel anderer Gruppen oder diesen zugesetzt sein können.

Kohlenhydrate: Ein Croissant enthält fast 80 Prozent Fett. Weißmehlbrötchen und Kornspitz halten den Blutzuckerspiegel niedrig und erzeugen mehr Eßgelüste.

Gemüse: Erbsen, Mais und Gemüsekürbis sind stärkehaltig. Auch sie können den Blutzuckerspiegel niedrig halten. Die meisten Menschen essen zuviel von diesen speziellen Gemüsen und lassen dafür andere weg, die ebenfalls reich an Nähr- und Ballaststoffen sind, aber weniger Kalorien aufweisen und den Blutzucker besser im Gleichgewicht halten.

Früchte: Bananen, Ananas und Melonen schmecken großartig und sind sehr vitaminreich, aber sie enthalten auch reichlich natürlichen Zucker, der den Blutzuckerspiegel aus dem Gleichgewicht bringen kann und Eßgelüste hervorruft. Es gibt bessere Obstsorten, um abzunehmen und die Eßgelüste in Schach zu halten.

Milchprodukte: Kalzium findet sich auch in anderen Produkten als in Milch und Joghurt. Die Laktose in der Milch kann eine Überproduktion an Insulin fördern und damit den Blutzuckerspiegel niedrig halten. Joghurt wird sehr leicht assimiliert, weil er fast ohne Zutun des Körpers verdaut werden kann. Und Käse, selbst die »Light«sorten, enthält etwa 60 Prozent Fett – und Fett macht natürlich dick.

Eiweißprodukte: Es wird nicht zwischen Fisch und Steak unterschieden. Eine Tatsache ist jedoch, daß Fisch, magere Fleischsorten und Geflügelfleisch ohne Haut weniger Fett als Steaks haben – und damit auch weniger Kalorien. Und Nüsse? Sie bestehen fast nur aus Fett und sollten nur gelegentlich gegessen werden.

Fette: Der »sparsame« Gebrauch ist die eine Seite, aber die Art des Fetts, das auf das Brot gestrichen oder zum Kochen verwendet wird und sich unterschiedlich auf die Gesundheit auswirkt, ist die andere. Ungesättigte Fette sind immer besser als gesättigte. Und einige von diesen sind besser als andere. Um den Spiegel an »schlechtem«

Fett ist nicht gleich Fett

Ungesättigte Fette halten den Cholesterinspiegel besser unter Kontrolle als die überall vorkommenden gesättigten Fette. Aber innerhalb der Kategorie der ungesättigten Fette gibt es einfach ungesättigte Fette, die gemäß Laborstudien nur das schlechte LDL-Cholesterin senken, und mehrfach ungesättigte, die sowohl das schlechte LDL- als auch das gute HDL-Cholesterin senken. Die folgende Aufstellung bietet eine Übersicht.

Gesättigte Fette	*Einfach ungesättigte Fette*	*Mehrfach ungesättigte Fette*
Butter	Olivenöl	Distelöl
Tierisches Fett	Canolaöl	Maiskeimöl
Bratfett	Erdnußöl	Sojabohnenöl
Palmöl		Sonnenblumenöl
Kokosnußöl		Margarine
(hergestellt aus flüssigem Pflanzenöl)		

Cholesterin (LDL) niedrig zu halten, sind mehrfach ungesättigte Öle wie Canola- und Safflöröl am besten. Olivenöl, ein einfach ungesättigtes Fett, erhöht den Spiegel an gutem Cholesterin (HDL).

Bei meinem Programm hat die Nahrungspyramide ihren festen Platz – aber Sie werden feststellen, daß spezielle Lebensmittel, zu speziellen Zeiten des Tages gegessen, mehr Energie geben, helfen, Gewicht abzubauen und sich besser zu fühlen. Statt zu den zucker- und fetthaltigen Lebensmitteln am unteren Ende der Pyramide zu greifen, die nur Eßgelüste hervorrufen, werden Sie die qualitativ hochwertigen Lebensmittel am oberen Ende wählen.

MYTHOS 6: *Bananen und Joghurt sind großartige Diätprodukte*

Wie viele Menschen haben nicht schon eine Diät begonnen, die einen Magerjoghurt als Zwischenmahlzeit vorsah oder ein einfaches Brötchen zum Frühstück und, nicht zu vergessen, die immer wichtige, leicht zu verzehrende Banane gegen schlechte Laune. Und bei wie vielen solchen Diäten überfiel Sie nicht schon nach wenigen Wochen ein Heißhunger nach anderen Lebensmitteln! Und trotzdem stieg und sank das Gewicht immer wieder. Wahrscheinlich haben Sie sich über Ihre Willensschwäche geärgert. Doch in Wirklichkeit waren genau diese »so guten« Diätlebensmittel die Ursache für die Gewichtsschwankungen. Brötchen, Joghurt, Bananen und andere Lebensmittel werden vom Körper sehr rasch aufgenommen. Sie verursachen eine sofortige Hormonausschüttung ins Blut und damit ein chemisches Ungleichgewicht, das den Blutzuckerspiegel absinken läßt. Und das wiederum

> Es geht auch ohne Bananen
>
> Als der erste Arzt seinem ersten Patienten den Rat gab, eine Banane für eine Extraportion Kalium zu essen, wußte er nicht, was er damit in Gang setzte. Es stimmt, Bananen sind leicht zu verzehren, und die Menschen mögen sie. Und es stimmt auch, daß sie viel Kalium enthalten. Aber es gibt eine Menge anderer Lebensmittel, die ebenfalls reich an Kalium sind und besser für Sie geeignet. Dazu gehören Brokkoli, Kartoffeln, Grapefruit und viele andere Gemüse und Früchte.

löst ein Verlangen nach mehr Brötchen, Joghurt und auch Bananen aus. Meine Diät ist anders. Der zentrale Punkt ist das Erreichen und Erhalten eines guten Blutzuckerstatus – und dies bedeutet eine völlige Neubewertung der Lebensmittel.

MYTHOS 7: *Die ersten Pfunde, die verschwinden, sind nur Wasser*

Als Alex sich nach einer Woche mit meinem Programm auf die Waage stellte, hatte er fünf Pfund abgenommen. Er hätte sich darüber freuen sollen, statt dessen zuckte er nur mit den Schultern und meinte: »Es ist doch bloß Wasser.«
Ich weiß nicht, wie es Ihnen geht, aber für mich ist Gewichtsverlust Gewichtsverlust. Fünf Pfund weniger Körpergewicht ist besser als fünf Pfund mehr, und die Aussage »Es ist doch bloß Wasser« ist eine negative Denkweise und schließlich Selbstbetrug. Wenn Fett im Körper abgebaut wird, wird es in flüssige Form umgewandelt. 30 Gramm Fett entsprechen etwa 130 Gramm Flüssigkeit. Wird diese Flüssigkeit ausgeschieden, so ist dies ein Zeichen dafür, daß Fett abgebaut wird.

MYTHOS 8: *Diätlebensmittel helfen beim Abnehmen*

Leider sehen die verlockenden Angebote an Diätwaffeln, -eiscreme und -nudelgerichten in den Gefriertruhen köstlich aus, aber sie helfen Ihrer Diät nicht. Wie viele der bereits angesprochenen Lebensmittel sind auch sie für den Blutzuckerstatus gefährlich. Untersuchungen haben gezeigt, daß künstliche Süßstoffe das Bedürfnis nach einer »Zuckerspritze« auslösen können. Egal, ob es Fruktose, Saccharose oder anderer Süßstoff ist, zuckerartige und Zuckerersatzstoffe können den Blutzucker aus dem Gleichgewicht bringen. Fruktose, die immer für eine reinere Form von Zucker gehalten wird, weil sie in Früchten und Gemüsen vorkommt, kann besser sein als ein Teelöffel weißer raffinierter Zucker, aber auch sie kann den Zuckerhaushalt durcheinanderbringen. Leider kommt Zucker (künstlicher Süßstoff oder echter Zucker) selten ohne ein weiteres Kohlenhydrat vor, unabhängig davon, ob es sich um eine Frucht, ein Gemüse oder einen Milchshake handelt. Ferner wird er selten ohne »Verlangen« verzehrt, was das Bedürfnis nach mehr weckt. Diätprodukte ermuntern Sie letztendlich dazu, mehr zu essen, statt Ihnen beim Abnehmen zu helfen.

> **Vorsicht Zucker**
>
> Wenn ein Produkt Zucker enthält, so ist dies meist nicht durch das Wort »Zucker« auf der Packung gekennzeichnet, sondern es ist hierfür ein chemischer Name angegeben. Typischerweise endet der Name für einen Zucker auf »ose«, wie Maltose, Saccharose, Fruktose, Dextrose.

Dies sind nur einige der Diät-Mythen, auf die ich auf dem Weg zu der perfekten Diät, der Stoffwechseldiät, gestoßen bin. Im folgenden werden Sie mehr über Diäten, Lebensmittel, psychologische Saboteure und Körperchemie erfahren. Einiges wird Sie vermutlich überraschen. Und dieses Wissen wird Ihnen helfen, Ihr Gewicht zu reduzieren.

KAPITEL 2

DAS CHEMISCHE NETZWERK IM KÖRPER

Immer wenn ein neuer Patient vor mir sitzt, muß ich an Danny denken. Er war ein großer, gutgebauter Mann, der Lebensfreude ausstrahlte. Er liebte seine Familie, seine Arbeit, seine Freizeit und sein Essen. Danny aß für sein Leben gern und so viel, daß er vierzig Pfund Übergewicht auf die Waage brachte. Als ich ihm das Prinzip meiner Diät, nämlich die Arbeit mit der Körperchemie erklärte, wollte er mir zunächst nicht glauben. Er konnte sich nicht vorstellen, daß sein Verlangen nach Dickmachern schon nach fünf Tagen verschwinden würde.

Diese Reaktion ist typisch. Die meisten Patienten sind zunächst skeptisch. Sie glauben nicht an einfache Lösungen oder daran, daß gescheiterte Diätversuche hauptsächlich physiologischer Natur sind. Was Danny von meinen anderen Patienten unterschied, war die Art, mit dem Programm umzugehen. Er nahm etwas ab, aber es war immer ein Kampf. Woche für Woche kam er in meine Praxis und erzählte mir von den Hefekringeln und Pralinen, die er am Sonntag gegessen hatte, dem gegrillten Filet Mignon vom Samstagabend, dem Käsedressing und der flambierten Creme zum Nachtisch. Wenn ich ihn fragte, warum er das Programm nicht befolge, hatte er immer die gleiche Antwort: »Es ist der innere Schweinehund.« Obwohl Danny scherzte, ist es tatsächlich der »innere Schweinehund«, der Sie zum Essen treibt, und er heißt »niedriger Blutzuckerspiegel« und ist der Hauptgrund, warum Sie bei früheren Diäten erfolglos geblieben sind.

DER BLUTZUCKERTEST

Niedriger Blutzucker oder, wie ich es nenne, »schlechter Blutzucker«, ist weiter verbreitet als man denkt.

Beantworten Sie bitte die folgenden Fragen:
1. Essen Sie zum Frühstück ein einfaches Hefebrötchen?
2. Frühstücken Sie erst, wenn Sie in der Arbeit sind?
3. Essen Sie einen eisgekühlten Joghurt zum Mittagessen oder Abendessen, weil Sie glauben, er sei eine gute Diätmahlzeit?
4. Konsumieren Sie Getreidemischungen, bei denen Zucker als Inhaltsstoff aufgeführt ist?
5. Sind Sie der Meinung, daß in ein Müsli Rosinen gehören?
6. Essen Sie Teigwaren zum Mittagessen, weil Sie sie für gesunde, fettarme Lebensmittel halten?
7. Essen Sie eine Butterspezialität, die Zucker enthält oder Nußnougatcreme?
8. Trinken Sie morgens einen Saft?
9. Legen Sie an Wochenenden gerne Frühstück und Mittagessen zu einer Mahlzeit, einem sogenannten Brunch, zusammen?
10. Greifen Sie eher zu kalorienarmen, fettarmen Diätzuckerwaren in der Meinung, sie seien in Ordnung?
11. Haben Sie oft Besprechungen zur Mittagszeit ohne Mittagessen?
12. Essen Sie mittags zuviel, und lassen Sie dann das Abendessen ausfallen?
13. Sind Sie der Ansicht, daß der Verzehr von Diätgebäck oder -dessert ein tägliches Ritual sein sollte?
14. Kauen Sie einen Kaugummi wie ein lebensnotwendiges Nahrungsmittel?
15. Trinken Sie größere Mengen an Diätcola oder anderen Diätgetränken?
16. Verwenden Sie diätetische Süßstoffe?
17. Wollen Sie bei einer Reise unbedingt die nächste Stadt erreichen, ohne zu einer vernünftigen Zeit eine Mittagspause einzulegen?
18. Warten Sie mit dem Frühstück, bis Sie im Flugzeug sind?
19. Haben Sie keine besondere Lust auszugehen?
20. Überkommt Sie am späteren Nachmittag das Gähnen?

DER BLUTZUCKERTEST

21. Haben Sie den Eindruck, Sie können sich nicht auf Ihre Arbeit konzentrieren?
22. Fühlen Sie sich die meiste Zeit schläfrig?
23. Fühlen Sie sich häufig benebelt?
24. Fühlen Sie sich immer müde?
25. Schlafen Sie an Ihren freien Tagen gerne lang?
26. Leiden Sie unter Herzklopfen?
27. Haben Sie so oft Migräne-Kopfschmerzen, daß Sie glauben, Sie müßten sich damit ein Leben lang abfinden?
28. Sind Sie manchmal kurzatmig?
29. Sind Sie manchmal grundlos traurig?
30. Glauben Sie, daß Sie leicht depressiv sind?
31. Haben Sie wenig Energie?
32. Haben Sie wenig Verlangen danach, neue Menschen kennenzulernen?
33. Ist Sex für Sie unwichtig?
34. Haben Sie ein nahezu unstillbares Verlangen nach stärkehaltigen Produkten, das heißt nach jeder Art von Brot, Teigwaren oder Kuchen?
35. Wachen Sie manchmal mitten in der Nacht auf, um etwas Süßes zu essen?
36. Müssen Sie immer Kaffee trinken?
37. Müssen Sie mindestens zwei Drinks zum Abendessen haben?
38. Sind Sie leicht reizbar?
39. Sind Sie immer nervös?
40. Leiden Sie unter Schlaflosigkeit?
41. Werden Sie ohne Grund wütend?
42. Sind Sie immer hungrig?
43. Haben Sie Gewichtsprobleme?
44. Ist Ihre Haut fahl?
45. Leiden Sie unter Stimmungsschwankungen, bei denen Sie in der einen Minute himmelhoch jauchzend und in der nächsten zu Tode betrübt sind?
46. Sehen Sie blaß und wie »ausgelaugt« aus?
47. Können Sie nicht ruhig sitzen?
48. Können Sie sich daran erinnern, wie es war, als Sie sich nicht deprimiert fühlten?
49. Müssen Sie immer ans Essen denken, weil Sie es so lieben?
50. Müssen Sie immer ans Essen denken, weil Sie es so hassen?

Wenn Sie mehr als fünf dieser Fragen mit ja beantwortet haben, befinden Sie sich vermutlich in einem schlechten Blutzuckerstatus, der ernsthaft Ihre Lebensqualität beeinträchtigt.

Ein schlechter Blutzuckerwert macht müde und führt zu Gähnanfällen am Nachmittag, einem schlechten Schlaf in der Nacht, zu Vergeßlichkeit, Trägheit, Reizbarkeit, Stimmungsschwankungen, Herzklopfen, Depressionen, Benommenheit und Energiemangel. Solange Sie an einem dieser Zustände leiden, können Sie nicht Ihr volles Potential ausschöpfen. Aber verzweifeln Sie nicht, Sie sind nicht allein. Immer wenn sich ein Mensch in einem schlechten Blutzuckerstatus befindet, entwickelt er ein Verlangen nach Süßigkeiten. Wie kann man nun einer solchen Heißhungerattacke begegnen?

GLUKOSE — STOFF FÜR DEN GANZEN KÖRPER

Glukose ist *das* Lebensmittel für Ihren Körper. Es ernährt das Herz, die Muskeln und die inneren Organe. Glukose ist der einzige Nahrungsbestandteil, den das Gehirn als Brennstoff verwertet – sie kann jedoch für den späteren Gebrauch nicht gespeichert werden. Die Glukose, die das Gehirn jeden Tag »verzehrt«, verstärkt die Gehirntätigkeit, erhöht den Energiepegel und beeinflußt die Emotionen. Ein schlechter Blutzuckerstatus schränkt die Gehirnfunktion ein. Sobald der Blutzucker durch falsches Essen sinkt, wird man benommen, vergeßlich, ängstlich, deprimiert und konzentrationsschwach. Auch die Kreativität leidet darunter.

Alle Nahrungsmittel, die wir essen, werden in der Leber abgebaut. Die Kohlenhydrate, das Gemüse, die Früchte und verarbeiteten Lebensmittel werden zuerst in verschiedene Bestandteile, darunter toxische Substanzen und unverdauliche Stoffe, die über den Darm ausgeschieden werden, und in Glukose oder Blutzucker aufgespalten. Die so wichtige Glukose wandert durch den Körper und »füttert« hungrige Zellen. Damit sie jedoch so weit abgebaut werden kann, daß sie sich als »Sprit« für den Körper eignet, braucht sie weitere Stoffwechselhelfer und auch Transporthilfen, um leicht und rasch durch den Körper zu gelangen. Und hier kommen die Hormone Insulin und Glukagon ins Spiel.

Wie die »Chemiefabrik Körper« funktioniert

Beim Essen verrichten Mund und Kiefer Arbeit. Dies stimuliert die Hirnanhangsdrüse, eine kleine erbsenförmige Drüse im Gehirn, die an dem Punkt sitzt, an dem sich Kiefer und Wangenknochen treffen. Um die Stimulierung noch zu verstärken, erhält die Hirnanhangsdrüse über das Gehirn eine Botschaft von der Leber: den Impuls, die Bauchspeicheldrüse zu stimulieren, die ihren Platz hinter dem Magen hat. Die Bauchspeicheldrüse produziert nun zwei Hormone, die in die Leber wandern. Das eine ist Glukagon, ein Hormon, das den Zucker in der Leber zu Glukose abbaut. Jetzt kann der Körper »essen«. Das andere Hormon, das die Bauchspeicheldrüse ausschüttet, ist das Insulin, das dafür sorgt, daß die reine Glukose aus der Leber in den Blutstrom und schließlich zur Energiegewinnung in die Körperzellen gelangt. Wenn die im Blut kreisende Glukose einen ausgeglichenen und stabilen Zustand erreicht hat, spricht man von einem »guten Blutzuckerstatus«. Man fühlt sich lebendig, energiegeladen, produktiv und kann sich gut konzentrieren.

Wenn jedoch die Zellen zu wenig Glukose erhalten, tritt der Zustand des zu niedrigen Blutzuckerspiegels ein. Der Körper reagiert darauf mit einem starken Verlangen nach bestimmten Lebensmitteln zu bestimmten Zeiten, wobei gleichzeitig das Gehirn die Botschaft erhält, *sein* Lebensmittel, nämlich Glukose, zu verlangen. Diese ist in Kohlenhydraten wie Alkohol, Zucker, Früchten, stärkehaltigen Produkten und zu einem viel geringeren Teil in Pflanzen enthalten.

So wird der niedrige Blutzuckerspiegel geradezu zum »Bauchredner« des Körpers, der den Befehl zum Essen von Nahrungsmitteln, die benötigt werden, um den Glukosespiegel möglichst rasch wieder aufzufüllen, gibt. Mit anderen Worten: Ein niedriger Blutzuckerspiegel kontrolliert den Körper und gibt ihm die Signale, was er tun, was er essen und welche Art Nahrung er zu sich nehmen soll. Bei einem niedrigen Blutzuckerstatus ist das Glukagon im Körper vermindert. Wird

---

Das Gehirn benötigt 400 Kalorien Glukose täglich – und wenn es nicht kontinuierlich Nachschub erhält, stirbt man innerhalb von Minuten.

der Speicher nicht rechtzeitig aufgefüllt, tritt das Chaos ein. Das Gehirn verlangt nach Glukose und der Körper gehorcht, indem er ein Verlangen nach stärke- und zuckerhaltiger Nahrung entwickelt, wie etwa Alkohol, Schokolade, Eis, Kuchen und Gebück, die beim Abbau in der Leber reichlich Glukose freisetzen.

DIE PHYSIOLOGIE VON ESSGELÜSTEN – BLUTZUCKER ALS DREHSCHEIBE

Leider werden die einfachen Kohlenhydrate, wie sie in Alkohol, Schokolade, Süßigkeiten, Eiscreme, Kuchen und Gebäck enthalten sind, so leicht abgebaut, daß die Glukose sehr rasch freigesetzt wird und in den Blutstrom gelangt. Kreist zuviel Glukose im Blut, gerät der Körper aus dem Gleichgewicht. Das Gehirn meldet infolge Glukoseüberlastung Alarm.

Der Bauchspeicheldrüse kommt plötzlich eine große Aufgabe zu; sie kann sich aber nur auf ein Ziel konzentrieren, nämlich die Glukose sofort abzubauen; und dazu werden große Mengen an Insulin benötigt. Das Insulin aus der Bauchspeicheldrüse wird schnell produziert und erfüllt seine Aufgabe so gut, daß die Speicher bald leer sind: Der Blutzucker sinkt ab. Das Resultat ist ein Hungergefühl, der Körper muß etwas zu essen haben.

Diese leicht absorbierbaren Zucker-Kohlenhydrate werden so rasch umgewandelt und abgebaut, daß der Blutzuckerspiegel schnell wieder absinkt und der Körper erneut das Verlangen nach Essen entwickelt. Das Gehirn erteilt nun den Befehl nach irgendeiner Süßigkeit – und selbst der stärkste Wille ist dagegen machtlos. Die einzige Chance besteht im bewußten Umgang mit der Körperchemie. Eine chemische Stabilisierung des Blutzuckerspiegels wird dadurch erschwert, daß Lebensmittel, die den Blutzuckerhaushalt aus dem Gleichgewicht bringen, nicht so leicht zu erkennen sind wie beispielsweise eine Tafel Schokolade.

Produkte wie Joghurt, Hefegebäck, Orangen, Bananen und sogar Teigwaren können das ganze System durcheinanderbringen. Sie alle sind in hohem Maß glykämisch. Sie enthalten einfache Kohlenhydrate und werden zu rasch in Glukose umgewandelt. Maß muß jedoch nicht hypoglykämisch sein, um einen niedrigen oder, wie ich das immer nenne, schlechten Blutzuckerspiegel zu haben. Den Einfluß von Glukose kann jeder feststellen. Er äußert sich in Stimmungsschwankungen und Energiemangel.

ADRENALIN UND BLUTZUCKER

Ein niedriger Blutzuckerspiegel beeinflußt auch die Art, wie der Körper das Essen verarbeitet. Der Alarmzustand, der dabei eintritt, stimuliert die Nebennieren, die wie Kappen auf den Nieren sitzen, ein weiteres Hormon zu produzieren: das Adrenalin. Das Adrenalin ist der chemische Stoff im Körper, der uns rasch mit Energie versorgt. Es ist der sprichwörtliche Schrei des Körpers nach Hilfe. Das Gehirn reagiert darauf und bringt eine eigene Botschaft in Umlauf. Diese stammt noch aus der Zeit, als die Menschen Sammler und Jäger waren und um ihr Überleben kämpfen mußten. Das Gehirn verlangt nach mehr Energie, und die Nebennieren reagieren prompt. Kampf oder Flucht lautet die Adrenalin-Botschaft. In prähistorischer Zeit war das Adrenalin so etwas wie die rasche Energiespritze, die den Menschen half, vor einem Mammut davonzulaufen, oder ihm die Kraft gab, es zu töten. Der Stoffwechsel läuft auf Hochtouren, Kalorien werden verbrannt. Sobald die Gefahr vorüber ist, kehrt der Körper wieder in den Normalzustand zurück.

Die Nebennieren arbeiten Hand in Hand mit der Hirnanhangsdrüse, ein Mechanismus, der ebenfalls in prähistorischer Zeit sehr wichtig war. Die umherziehenden Stämme hatten häufig lange nichts zu essen und verhungerten. Um dem Körper beim Überleben zu helfen und den Energieverbrauch zu drosseln, schaltet das Gehirn gewissermaßen eine Energiespartaste ein. Somit wird weniger Nahrung (Glukose) zur Energiegewinnung verbraucht, der Stoffwechsel wird gedämpft.

Unser Körper jedoch weiß nichts davon, daß wir mittlerweile an der Schwelle zum 21. Jahrhundert stehen. Wenn wir Streß in der Arbeit oder zu Hause haben, beginnen die Nebennieren zu arbeiten, und das Herz fängt an, schneller zu pumpen – wir haben einen Energieüberschuß. Leider hat der Kampf- oder Fluchtreflex kein greifbares Objekt mehr. Es gibt keine Gefahr, vor der man weglaufen muß, und auch kein Mammut, das es zu töten gilt. So bleibt der Körper in einem gestörten, gestreßten Zustand. Das Adrenalin, das diesen Alarmzustand ausgelöst hat, verbindet sich nun mit dem überschüssigen Insulin – und ein unbezwingbares Verlangen nach Essen ist die Folge. Wenn man nun eine kalorien- und zuckerarme Reduktionskost zu sich nimmt, ist das Chaos perfekt. Nun glaubt das Gehirn, es müsse Energie sparen und schaltet in den Spargang. Es weiß nicht, daß Sie das Frühstück und Mittagessen gestrichen haben, weil Sie abnehmen möchten. Schließlich war in prähistorischer Zeit das Essen eine Angelegenheit von Leben und Tod. Übergewicht war unbekannt. Plötzlich fangen Sie an, über Essen nachzudenken, ja Sie träumen sogar davon. Die Diät funktioniert nicht mehr. Und weil nun Ihr Stoffwechsel auf Sparflamme geschaltet ist, werden Sie bald wieder Ihr altes Gewicht haben – vielleicht sogar noch mehr. Daher ist es nur logisch, daß 97 Prozent aller Menschen, die eine Diät machen, innerhalb von zwei Jahren wieder zunehmen. Und alles begann mit dem ersten Keks oder einem süßen Schokoriegel, den Sie einmal vor vielen Jahren so köstlich gefunden haben.

> **Kontrolle der Eßlust**
>
> Es gibt nur einen Weg, dieser starken Kraft Einhalt zu gebieten, nämlich indem Sie Ihren Blutzuckerspiegel stabilisieren. Sie erzeugen einen guten Blutzuckerstatus, indem Sie verschiedene Lebensmittel mit unterschiedlicher Textur richtig kombinieren und zu bestimmten Zeiten während des Tages essen. Das führt Sie aus den Höhen und Tiefen heraus und verleiht Ihnen eine ausgeglichene und gleichmäßige Energiekurve über den ganzen Tag.

DIE GESCHICHTE VON DEN CHINESISCHEN NUDELN

Wenn ein neuer Patient zu mir kommt, erzähle ich ihm eine Geschichte über mich. Als ich jünger war, fing ich damit an, Nudeln zu essen, bevor ich mir mein Essen bestellte. Ich tunkte sie in Bratensoße und scharfen Senf, ohne darüber nachzudenken. Wenn heute mein Blutzuckerspiegel absinkt, bekomme ich noch immer Gelüste danach. Wenn der Blutzuckerstatus etwas besser ist, habe ich mich unter Kontrolle, aber trotzdem sind Nudeln für mich verlockend. In einer solchen Situation lege ich ein paar davon auf meinen Teller und bitte den Ober, den Rest sofort mitzunehmen. Ist mein Blutzuckerspiegel jedoch in Ordnung, sehe ich diese Nudeln überhaupt nicht. Sie könnten nach mir »schreien«, ich würde sie nicht einmal wahrnehmen. Dies zeigt, welch großen Einfluß der Blutzuckerspiegel auf das Eßverhalten hat.

> **Zellulitis**
>
> Die Zellulitis bildet sich durch Stoffwechselabfall. Es ist zwar Fett, aber ein besonderes, eines, das aus einer für den Stoffwechsel »schlechten« Kost kommt, im Gegensatz zu meiner »stoffwechselreinen« Ernährungsform. Wenn Sie sich nicht bewußt ernähren, verursachen Abfall- und Schlackenprodukte die Fettspeicherung unter der Haut und erzeugen die Orangenhaut. Je unausgewogener Sie sich ernähren, je mehr Fett und Zucker Sie zu sich nehmen, um so stärker wird die Zellulitis. Auch Männer bekommen sie, ihre Haut ist nur dicker, so daß man sie nicht so leicht sieht.

KEINE ESSENSGELÜSTE NACH NUR FÜNF TAGEN

Mein Plan ist einfach, und er funktioniert. Er reguliert Ihren Blutzuckerspiegel, indem er spezielle Zeiten vorgibt, zu denen Sie essen müssen, spezielle Nahrungsmittel, die Sie verzehren müssen, und definierte Nahrungsmittelkombinationen, die Sie ebenfalls zu sich nehmen müssen. Das Essen zu festen Zeiten trägt dazu bei, den Blutzuckerspiegel ausbalanciert zu halten. Indem Sie sich Ihre Nahrung richtig einteilen, entwickeln die Enzyme, die im Verdauungstrakt die Aufspaltung bewerkstelligen, eine »Routine«. Sie wissen, wann sie arbeiten müssen und wann nicht. Wenn Sie spezielle Lebensmittel und spezielle -kombinationen essen, hilft Ihnen dies, die Enzyme der Bauchspeicheldrüse, Insulin und Glukagon, im Gleichgewicht zu halten. Dies wiederum sorgt für einen ausgewogenen Stoffwechsel. Meine Diät ist also »stoffwechselrein«. Sie stellt Ihr inneres System auf den dreifachen Prozeß des Essens ein: Nahrungsaufnahme, Verdauung und Ausscheidung. Was Sie essen, stellt nicht nur Ihre Zellen zufrieden, sondern wirkt auch wie »Reinigungsbürsten«, indem es die Zellen »ausfegt« und den Schadstoffabbau unterstützt, ganz im Gegensatz zu Lebensmitteln, die Wasser binden, weil sie nicht effizient abgebaut werden können. Dazu gehören natürlich zucker- und salzhaltige sowie mit Kohlenhydraten und Fett überladene Lebensmittel, nach denen der Körper verlangt, wenn der Blutzuckerspiegel sinkt. Ich habe mein Programm so entwickelt, daß es mit dem Körper arbeitet und nicht gegen ihn. Wenn Sie meinen Diätplan befolgen, wird es die Ängste, Sehnsüchte und Verlockungen nicht mehr geben, die Sie an den Kühlschrank treiben.

Wenn Sie sich so gut wie nie zuvor in Ihrem Leben fühlen wollen, dann beginnen Sie sofort mit der Stoffwechseldiät.

KAPITEL 3

DIE REVOLUTIONÄRE STOFFWECHSELDIÄT – IHRE LETZTE DIÄT!

»Gemüse am morgen? Vergessen Sie es.«
»Ich kann nicht ohne meine Hefebrötchen leben.«
»Ich muß einfach noch etwas nach dem Abendessen zu mir nehmen.«
»Wenn ich keine Bananen esse, woher bekomme ich dann mein Kalium?«
»Kein Orangensaft? Den trinke ich schon mein ganzes Leben lang jeden Morgen.«
Solche Sätze höre ich immer wieder von meinen Patienten. Diese Diät, die Sie nun entdecken, ist so revolutionär und so anders, daß auch Sie zu Anfang nicht daran glauben werden und das Buch vielleicht weglegen wollen. Tun Sie es nicht! Ich garantiere Ihnen, daß Sie nach fünf Tagen mit diesem Programm vollkommen anders über Ihre tägliche Nahrung denken werden und feststellen, daß Ihnen nichts genommen wird – außer Gewicht und Trägheitsgefühle. Mein Programm beruht auf einer gesunden, vernünftigen Theorie. Das Ergebnis wird Sie überraschen!

Nie mehr Diät!

Am Morgen, wenn der Wecker klingelt und Sie aufstehen müssen, ist der Blutzuckerspiegel niedrig. Sie haben stundenlang nichts gegessen. Was ist zu tun? Bringen Sie diesen niedrigen Blutzuckerwert auf einen ausgewogenen mittleren Pegel, und zwar sofort. Der Blutzuckerspiegel fällt so lange ab, bis man etwas ißt. Wartet man mit dem Essen zu lange, sinkt er soweit ab, daß eine Korrektur schwierig wird. Die meisten

Menschen warten, bis sie fast am Verhungern sind, bis sie sich müde und erschöpft fühlen. So sollte Essen die erste Handlung am Morgen sein, unabhängig davon, ob man hungrig ist oder nicht. Dies ist eine Art Schutz vor dem Überessen später am Tag.

> **Der Golfer und sein Frühstück**
>
> Einer meiner Patienten, ein leidenschaftlicher Golfspieler, war um halb sieben an einem schönen Samstagmorgen auf dem Platz. Er traf sich dort mit seinem Partner, und als sie ihre Schläger auswählten, öffnete mein Patient eine Tasche und nahm zwei Reiscracker und zwei Scheiben Truthahnbrust heraus und begann zu essen. Sein Partner schaute ihn ungläubig an. »Das essen Sie zum Frühstück? Sind Sie verrückt?« Mein Patient nickte gelassen. »Und wie steht es mit Ihnen? Was hatten Sie zum Frühstück?« »Gebäck und Kaffee«, war die Antwort. »Fett- und zuckerhaltiges Gebäck? Ein Koffeinstoß?« Mein Patient schüttelte den Kopf. »Und Sie nennen mich verrückt?«

ADELE PUHNS 6-PUNKTE-PROGRAMM

PUNKT 1: *Essen Sie innerhalb einer halben Stunde nach dem Aufwachen.*

Wenn Sie am Morgen ein paar Gymnastikübungen machen, können Sie diese Zeit auf 45 Minuten ausdehnen. Ein Frühstück ist leicht und schnell zuzubereiten. Es besteht einfach aus Eiweiß und Stärke (siehe Lebensmittelauswahl Seite 67). Essen Sie beispielsweise eine Scheibe Brot mit einem ungesüßten Aufstrich oder zwei Reisfrikadellen und eine halbe Tasse fettarmen Hüttenkäse, gewürzt mit Zimt, oder eine Schüssel Getreide mit Magermilch. Getreide ist jedoch nicht für jeden Tag günstig. Obwohl ernährungsphysiologisch gut, gibt Ihnen Getreide kein so starkes »Polster« wie beispielsweise ein Sechskornbrot und eine Scheibe fettarmer Käse. Biochemisch liefert Getreide nicht die Grundlage für einen ausgeglichenen Blutzuckerspiegel.

Diese Nahrungskombinationen haben eine chemische Funktion. Die Enzyme im Verdauungstrakt setzen den Zucker aus den Kohlenhydraten rasch frei. Die Leber baut diesen Zucker sofort zu reiner »Körpernahrung« ab: Glukose. Insulin wird nun ausgeschüttet und transportiert diese leicht abbaubare Glukose in die hungrigen Zellen, was zu einem sofortigen, raschen und notwendigen Energieschub führt. Eiweiß wird langsamer abgebaut. Es löst auch nicht dieses Alarmsignal aus, welches das Insulin und die anderen Hormone auf den Plan ruft. Es wandert langsam und ökonomisch in die Leber. Eiweiß wird zusammen mit anderen essentiellen Bestandteilen der Nahrung gleichmäßig und zuverlässig abgebaut und stützt dadurch nachhaltig den »guten Blutzuckerspiegel«. So wird das Absinken, das immer auf ein Ansteigen folgt, verhindert.

> **Thunfisch zum Frühstück**
>
> Warum nicht? Thunfisch, Tofu, Hühner- oder Truthahnfleisch sind alles gute Proteinquellen. Schließlich essen viele Menschen auch andere, stark aromatisierte Lebensmittel wie Schinken oder Würstchen zum Frühstück – und dies sind nicht nur Fleischprodukte, sie haben auch einen hohen Fettgehalt!
> Ein typischer Fall ist Arthur, ein Patient, der vor kurzem mit der Stoffwechseldiät begonnen hat. Früher aß er jeden Morgen ein einfaches Hefegebäck. Um zehn Uhr fühlte er sich großartig angesichts seines »kalorienarmen« Frühstücks, aber um halb zwölf wurde er während einer Besprechung unkonzentriert. Er fühlte sich müde und schlapp und hatte Mühe, bis zum Mittagessen durchzuhalten. Das war die natürliche Folge nach dem raschen Blutzuckeranstieg durch den Verzehr des Hefegebäcks am Morgen. Das einfache Frühstück, das in meinem Programm vorgesehen ist, garantiert einen ausgeglichenen Blutzuckerspiegel bis zum ersten Imbiß.

PUNKT 2: *Nehmen Sie immer einen schwer kaubaren Snack innerhalb von zwei Stunden nach Beginn des Frühstücks zu sich – es darf auch früher sein, aber nie später*

»Schwer kaubar« bedeutet das Gegenteil von »leicht kaubar« und ist ein Ausdruck, den ich verwende, um genau die Produkte zu bezeichnen, die dazu beitragen, den Blutzuckerspiegel zu erhöhen und aufrechtzuerhalten. Eine knackige Stange Sellerie wandelt sich im Blut nur langsam in Glukose um. Eine rohe Karotte ist im Gegensatz zum Karottensaft schwer zu kauen. Das dichte Fasernetz einer rohen Karotte macht sie schwerer verdaulich. Und je schwerer ein Lebensmittel aufgespalten werden kann, desto langsamer und gleichmäßiger wird Glukose freigesetzt. Ein weiteres Beispiel: Ein frischer Apfel ist schwer zu kauen und besser für Sie als ein gebackener. Ein gebackener Apfel ist besser als Apfelkompott und dieses ist besser als Apfelsaft.

Etwas schwer zu Kauendes ist eine Frucht oder ein Gemüse, und der gleichmäßige Kauprozeß beim Verzehr solcher Nahrungsmittel sorgt für eine langsame Zuckerfreisetzung aus dem Produkt, die wiederum eine gleichmäßige Glukoseverteilung gewährleistet und damit den Blutzuckerspiegel konstant hält.

> Pflanzenkost ist immer schwer zu kauen. Sie besitzt zuwenig natürlichen Zucker, um weich zu sein, und weist dennoch zuckerhaltige Strukturen auf.

Schwer Kaubares stimuliert auch die Hirnanhangsdrüse und unterstützt sie in der Kontrolle des Blutzuckerspiegels. Auch wird so die Menge an Insulin, die die Bauchspeicheldrüse ausschüttet, reguliert.

PUNKT 3: *Essen Sie einen zweiten schwer kaubaren Snack innerhalb von zwei Stunden nach dem ersten, sofern es noch nicht Mittagszeit ist – selbst wenn Sie ihn genau vor dem Mittagessen zu sich nehmen müssen.*

Zwei Stunden nachdem Sie Ihren ersten Snack gegessen haben – einen Apfel oder eine Handvoll Stangenbohnen –, müssen Sie einen weiteren Imbiß zu sich nehmen, sofern Sie noch nicht zu Mittag essen. Da Ihr Blutzuckerspiegel noch nicht stabilisiert ist, muß dieser Snack ebenfalls schwer zu kauen sein. Es ist wichtig, daß er zwei Stunden später gegessen wird, egal, ob Sie ihn im Auto, auf dem Weg zum Mittagessen oder in Ihrem Büro beim Anziehen des Mantels zu sich nehmen müssen. Schwer kaubares Gemüse enthält weniger Zucker als die entsprechenden Produkte aus dem Obstkorb. Daher empfehle ich, daß der erste Imbiß ein Gemüse ist. Wenn Ihnen jedoch morgens kein Gemüse schmeckt, dann darf es auch eine schwer kaubare Frucht sein.

> **Die Müllabfuhr**
>
> Gemüse reinigt die Zellen, während Früchte den »ausgekehrten Abfall« aus dem Körper transportieren. Kombiniert mit acht oder mehr Gläsern Wasser haben Sie ein gutes Transportmedium, um diesen »Müll« aus dem Darm auszuscheiden. So verlieren Sie bei meiner Diät nicht nur Gewicht, Sie sehen auch dünner aus. Außerdem befreit sie von Stoffwechselschlacken, beugt Wasserödemen vor und ist eine stoffwechselreine Ernährungsform.

PUNKT 4: *Nehmen Sie Ihr Mittagessen nicht nach 13 Uhr ein*

Probleme entstehen immer dadurch, wenn die Mahlzeiten zu weit auseinanderliegen. Daher empfehle ich, um 13 Uhr zu Mittag zu essen, aber dies hängt natürlich vom Zeitpunkt des Aufstehens ab. Unabhängig davon, wann Ihr Wecker geklingelt hat, sollte das Mittagessen immer rechtzeitig eingenommen werden, selbst wenn Sie Ihr letztes Blumenkohlröschen gerade erst vor fünf Minuten geknabbert haben.

Das Mittagessen beinhaltet Eiweiß und Gemüse, entweder einen großen Salat oder ein gebratenes oder gedünstetes Gericht. Brot kann zum Mittagessen verzehrt werden, außer Sie wählen eines der vegetarischen Gerichte auf Seite 69. Wenn dies der Fall ist, müssen Sie das tierische Eiweiß durch Stärke ersetzen, aber nicht durch Brot oder Teigwaren. Sie sind nicht so stabilisierend wie Kartoffeln, Reis, Bohnen oder Getreide (siehe Nahrungsmittelauswahl, Seite 70f.).

Es gibt nur zwei feste Regeln für Stärkeprodukte und Kohlenhydrate bei der Stoffwechseldiät:

1. Essen Sie kein Brot zum Abendessen, da sich abends der Stoffwechsel verlangsamt und die aufgenommenen Kalorien nachts im Körper verbleiben.
2. Essen Sie niemals Teigwaren zum Mittagessen und nur zweimal wöchentlich. Sie werden genau wie Alkohol, Hefegebäck, Joghurt

und Kekse zu leicht in einfache Zucker abgebaut. Lebensmittel, die zu glykämisch sind, erzeugen Müdigkeit und Eßgelüste.

Das Mittagessen sollte auch eine kleine Menge an kauintensivem Gemüse beinhalten, nicht soviel wie Sie als Zwischenmahlzeit hatten, aber genug, um den Blutzuckerspiegel zu stabilisieren.

Herzlichen Glückwunsch! Ihr Blutzucker ist im Gleichgewicht. Das ist alles. Nun müssen Sie nur noch dafür sorgen, daß dies auch für den Rest des Tages so bleibt.

PUNKT 5: *Essen Sie ein oder zwei weitere Snacks im Abstand von nicht mehr als drei Stunden am Nachmittag*

Einer dieser Snacks sollte ein schwer kaubares Stück Gemüse oder Obst sein, um den Blutzuckerspiegel konstant zu halten. Der Nachmittagssnack kann auch aus einer leicht zu kauenden Frucht wie einer halben Grapefruit, einem Pfirsich, einer Scheibe Melone, Beeren, einer Orange oder einer Pflaume bestehen, weil der Blutzuckerstatus ausgewogen ist und nur gehalten werden muß. Wenn der Blutzuckerspiegel stabil ist, erweitern sich die Wahlmöglichkeiten in der Diät (siehe »Leicht kaubare Lebensmittel«, Seite 75).

Wichtig für Sie ist zu wissen, daß Sie nicht unbedingt zwei Nachmit-

---

Was bewirkt schwer kaubare Nahrung

Es gibt eine Grenze zwischen dem Verzehr von zusätzlichem schwer kaubarem Gemüse und dem Knabbern von Babykarotten über den ganzen Tag. Essen Sie sie nach Bedarf, aber in den richtigen Mengen und zur richtigen Zeit. Das Knabbern an Karotten, Stangenbohnen oder Blumenkohlröschen über den ganzen Tag ist eine gesunde, kalorienarme Alternative zu Produkten aus dem Lebensmittelautomaten, kann sich aber bei der Erreichung Ihres Ziels, nämlich den Blutzuckerspiegel zu stabilisieren, störend auswirken. Sie sollten natürlich mehr Gemüse zusätzlich zu Ihren schwer kaubaren Produkten essen, wenn Sie es brauchen. Knabbern Sie es ruhig am Schreibtisch, aber verteilen Sie Ihre eingeplanten schwer kaubaren Snacks nicht über den ganzen Tag. Nehmen Sie lieber eine festgelegte Menge zu einer bestimmten Zeit zu sich.

tagssnacks brauchen, beispielsweise wenn das Abendessen für 18 Uhr geplant ist, Sie um 13 Uhr zu Mittag gegessen haben und der erste Nachmittagssnack um 16 Uhr war. Es muß nur sichergestellt sein, daß Sie tatsächlich innerhalb von drei Stunden Ihr Abendessen einnehmen. Wenn Sie in ein Restaurant gehen, das für lange Wartezeiten bekannt ist, nehmen Sie diesen zweiten Snack auf dem Weg dorthin zu sich. Wenn Sie nicht vor 20 Uhr zu Abend essen, müssen Sie unbedingt diesen zweiten Snack verzehren, um Ihren Blutzuckerspiegel stabil zu halten.

PUNKT 6: *Versuchen Sie, nicht später als 20 Uhr zu Abend zu essen – aber je früher, desto besser*

Wie das Mittagessen so besteht auch das Abendessen aus Gemüse und Proteinen. Das Gemüse kann gekocht und von leicht kaubarer Beschaffenheit sein. Es ist nicht notwendig, etwas schwer Kaubares am Abend zu essen (siehe Lebensmittelauswahl, Seite 67). Wenn Sie zum Mittagessen kein Stärkeprodukt hatten, so sollten Sie es zum Abendessen zu sich nehmen. Brot darf nur mittags gegessen werden, nicht zu anderen Mahlzeiten. Brot kann jedoch beim Abendessen anstelle der aufgeführten Kohlenhydratwahlmöglichkeiten verzehrt werden. Es ist Ihre Entscheidung. Männer können jeden Tag Kartoffeln, Bohnen, Getreide oder andere stärkehaltige Kohlenhydrate zu sich nehmen, außer diese sind Teil einer vegetarischen Mahlzeit. Dann ist zweimal am Tag genug. Frauen können sie jeden zweiten Tag essen, außer sie sind Teil einer vegetarischen Mahlzeit. Dann ist ein tägliches stärkehaltiges Kohlenhydrat erlaubt. Unabhängig davon, ob Sie ein Mann oder eine Frau sind, muß eine vegetarische Mahlzeit aus einem Stärkeprodukt und Gemüse bestehen. Aber Sie brauchen kein Vegetarier zu sein, um eine vegetarische Mahlzeit zu genießen. Sie können das Abendessen vegetarisch gestalten, sofern Sie zum Mittagessen Eiweiß hatten (siehe »Vegetarische Gerichte«, Seite 69). Das Abendessen sollte Ihre letzte Mahlzeit am Tag sein. Und wenn Ihr Blutzuckerspiegel stabil ist, müssen Sie nicht auf einen Nachtisch oder späten Imbiß verzichten. Wählen Sie etwas aus den »Soforthilfen« auf Seite 75 f., bis Sie sich stabilisiert fühlen. Aber denken Sie immer daran: Nachts essen ist nicht gut. Ihr Körper kann die Nahrung nicht so schnell verdauen, und eine unzureichende Verdauung führt zu einer größeren Fettspeicherung.

In den ersten Wochen, während sich Ihr Blutzuckerspiegel einpendelt (oder wieder ins Gleichgewicht kommt), helfen Ihnen diese »Soforthilfen«, Ihre Eßgelüste einzudämmen. Statt zu Zucker und Alkohol, die Hunger auf mehr machen, greifen Sie zu einem Produkt, das Ihre momentanen Bedürfnisse befriedigt und keine Rückwirkung auf den Blutzuckerspiegel hat, selbst wenn Sie mehr Kalorien als üblicherweise zu sich nehmen. (Im übrigen zählen Kalorien bei der Stoffwechseldiät nicht, denn wenn Kalorienzählen funktionieren würde, wäre ein Großteil der Menschheit schlanker!)

Manchmal kann das Abendessen ein Problem sein. Sie gehen zum Beispiel aus, oder es ist Samstagabend und Sie wollen nicht vor neun oder zehn Uhr essen. Denken Sie daran, ein spätes Abendessen ist nur in den Mittelmeerländern üblich und bei uns eher die Ausnahme. Wenn Sie immer spät zu Abend essen, ist dies einem Gewichtsverlust oder einem ausgeglichenem Blutzuckerspiegel nicht gerade förderlich. Ist dies jedoch die Ausnahme, so sollten Sie unbedingt dafür sorgen, daß Sie rechtzeitig vor dem Abendessen einen Nachmittagssnack zu sich genommen haben (so oft wie notwendig, um die »Drei-Stunden-Regel« einzuhalten). Stellen Sie sich darauf ein, am nächsten Tag etwas angeschlagen zu sein, denn ein spätes Abendessen wirkt sich nicht gerade positiv auf das Blutzuckergleichgewicht aus. Sie werden in den nächsten Tagen eine intensive Korrektur (mehr schwer kaubare Snacks) benötigen. Und hier treten die »Soforthilfen« auf den Plan.

An dieser Stelle möchte ich Sam und die Banane erwähnen. Sam hatte bereits fünfzehn Pfund mit der Stoffwechseldiät abgenommen. Er befolgte das Programm schon einen Monat und kam gut mit ihm zurecht. Aber am Abend vor einer wichtigen Besprechung mußte er mit einigen auswärtigen Kunden zu Abend essen. Diese kamen spät mit dem Flugzeug an, so daß Sam erst gegen zehn Uhr mit ihnen im Restaurant eintraf. Er hatte Karotten mit zum Flughafen genommen, so daß er rechtzeitig seine Snacks verzehren konnte, trotzdem brachte ihn das späte Abendessen aus dem Konzept. Am nächsten Tag fühlte er sich nicht besonders gut. Er ging zu der Besprechung und entdeckte plötzlich eine Banane in einer Obstschale auf dem Konferenztisch. Sie machte ihm den Mund so wäßrig, daß er sofort danach griff, ohne die saftigen Äpfel und Birnen zu beachten, die sich ebenfalls in der Schale befanden. Als ich ihn fragte, warum er es gerade auf die Banane abgesehen hatte, zuckte er nur mit den Schultern. Sie lag eben da, und er hatte das überwältigende Bedürfnis, sie zu essen. Leider brachte diese Banane seinen

Blutzuckerspiegel durcheinander. Er brauchte ein paar Tage, um ihn wieder zu stabilisieren. Hätte Sam nach einer »Soforthilfe« zur Auffüllung des Blutzuckerspiegels gegriffen, hätte er das Gleichgewicht viel schneller wiedererlangt, ebenso seine Vitalität und Energie.

> Verlockende Lebensmittel: Rosinen und Co.
> Diese Früchte dürfen niemals als leicht oder schwer kaubare Snacks oder als Soforthilfen eingesetzt werden. Sie sind zu süß und bringen den Blutzuckerspiegel aus dem Gleichgewicht. Sie gelten als Extras und dürfen zweimal wöchentlich genossen werden. Dazu gehören: Bananen, Kirschen, Trauben, Trockenobst, Ananas, Honigmelone, Papaya, Mango.

Wenn Sie um diese verlockenden Lebensmittel einen Bogen machen, wird Ihr Blutzuckerspiegel ausgeglichen sein. Sie können zu Abend essen – und damit genug. Sie werden nichts vermissen. Genießen Sie einige exotische Getreide wie Couscous und ungewöhnliches Gemüse wie Mini-Auberginen oder gelbe Paprika. Probieren Sie ein gegrilltes Thunfischsteak oder in Knoblauch marinierten Tofu. Ihr Körper dankt es Ihnen mit guter Gesundheit.

Mehr brauchen Sie nicht zu tun. Ihr Blutzucker ist stabilisiert und bleibt so den ganzen Abend konstant – die Voraussetzung für einen tiefen und ruhigen Schlaf.

Am Anfang mag Ihnen dies alles sehr fremd erscheinen, weil Sie nicht daran gewöhnt sind, Ihre tägliche Kost aus diesem Blickwinkel zu betrachten. Aber nach fünf Tagen brauchen Sie keinen Gedanken mehr an dieses Diätprogramm zu verschwenden. Sie werden genau spüren, was für Sie richtig ist.

EXTRA, EXTRA!

Wenn Ihr Blutzuckerspiegel sich stabilisiert hat, was in der Regel fünf Tage dauert, beginnt der »Spaß«. Wählen Sie Extras aus. Ich bestehe darauf, daß meine Patienten etwas, das sie ganz besonders mögen, ein- oder zweimal wöchentlich essen – und zwar nur soviel, *um sich glücklich zu fühlen.*

> Der richtige Zeitplan entscheidet
>
> Hier sind einige Zeitpläne, die Ihnen helfen, Ihre Mahlzeiten und Zwischenmahlzeiten zu planen, unabhängig davon, ob Sie ein Früh- oder Spätaufsteher, eine Nachteule oder ein Wochenend-Langschläfer sind.

Frühaufsteher

7.30 Uhr Aufwachen	7.30 Uhr Aufwachen
8.00 Uhr Frühstück	8.00 Uhr Frühstück
10.00 Uhr Erster schwer kaubarer Snack	10.00 Uhr Schwer kaubarer Snack
12.00 Uhr Zweiter schwer kaubarer Snack	12.00 Uhr Mittagessen
13.00 Uhr Mittagessen	15.00 Uhr Leicht oder schwer kaubarer Snack
16.00 Uhr Leicht oder schwer kaubarer Snack	18.00 Uhr Leicht oder schwer kaubarer Snack
18.00 Uhr Abendessen	19.00 Uhr Abendessen

Mittagsschläfer

8.30 Uhr Aufwachen	8.30 Uhr Aufwachen
9.00 Uhr Frühstück	9.00 Uhr Frühstück
11.00 Uhr Schwer kaubarer Snack	11.00 Uhr Schwer kaubarer Snack
13.00 Uhr Mittagessen	13.00 Uhr Mittagessen
16.00 Uhr Leicht oder schwer kaubarer Snack	16.00 Uhr Leicht oder schwer kaubarer Snack
19.00 Uhr Leicht oder schwer kaubarer Snack	19.00 Uhr Abendessen
20.00 Uhr Abendessen	

Frühsportler

6.30 Uhr Aufwachen	6.30 Uhr Aufwachen
6.45 Uhr Gymnastik	6.45 Uhr Gymnastik
7.30 Uhr Frühstück	7.30 Uhr Frühstück

EXTRA, EXTRA! 49

9.30 Uhr	Erster schwer kaubarer Snack
11.30 Uhr	Zweiter schwer kaubarer Snack
12.30 Uhr	Mittagessen
15.30 Uhr	Leicht oder schwer kaubarer Snack
18.00 Uhr	Abendessen

9.00 Uhr	Erster schwer kaubarer Snack
11.00 Uhr	Zweiter schwer kaubarer Snack
13.00 Uhr	Mittagessen
16.00 Uhr	Leicht oder schwer kaubarer Snack
19.00 Uhr	Abendessen

Nachteule

10.00 Uhr	Aufwachen
10.30 Uhr	Frühstück
12.30 Uhr	Schwer kaubarer Snack
14.30 Uhr	Mittagessen
17.30 Uhr	Leicht oder schwer kaubarer Snack
20.30 Uhr	Abendessen

10.00 Uhr	Aufwachen
10.30 Uhr	Frühstück
12.30 Uhr	Schwer kaubarer Snack
14.30 Uhr	Mittagessen
17.30 Uhr	Leicht oder schwer kaubarer Snack
19.00 Uhr	Leicht oder schwer kaubarer Snack
21.30 Uhr	Abendessen

Wochenend-Langschläfer

Wir alle leben in einem zirkadianen Rhythmus. Wenn Sie fünf Tage die Woche ein Frühaufsteher sind und am Wochenende erst spät aufstehen, können Sie Ihren Körper total durcheinanderbringen, wenn Sie ihn plötzlich mit einem anderen Essensrhythmus konfrontieren. Die Lösung? Mittagessen um 12.30 Uhr – egal, wann Sie aufgestanden sind. Verzehren Sie Ihre schwer kaubaren Snacks zwei Stunden nach dem Mittagessen. Denken Sie daran, es gibt keinen Brunch.

10.00 Uhr	Aufwachen
10.30 Uhr	Frühstück
12.30 Uhr	Mittagessen
14.30 Uhr	Schwer kaubarer Snack
16.30 Uhr	Leicht oder schwer kaubarer Snack

8.00 Uhr	Aufwachen
8.30 Uhr	Frühstück
10.30 Uhr	Schwer kaubarer Snack
11.30 Uhr	Mittagessen (keinen Brunch)
14.30 Uhr	Leicht oder schwer kaubarer Snack

18.30 Uhr Leicht oder schwer kaubarer Snack (oder Abendessen)
20.00 Uhr Abendessen

17.00 Uhr Leicht oder schwer kaubarer Snack
19.00 Uhr Leicht oder schwer kaubarer Snack
20.00 Uhr Abendessen

Es ist Sonntag, und Sie treffen Freunde zum Brunch um 11.30 Uhr

10.30 Uhr Aufwachen
11.00 Uhr Schwer kaubarer Snack
11.30 Uhr Frühstück (was jeder sonst als Brunch bezeichnet)
13.30 Uhr – 14.00 Uhr Mittagessen
Alle zwei Stunden Leicht oder schwer kaubarer Snack
Spätestens um 19.00 Uhr Abendessen

Wie Sie sehen, kann man bei der Stoffwechseldiät nicht betrügen. Sie können jedes Extra haben, das Sie wollen. In manchen Wochen können das nur ein oder zwei sein, in anderen hingegen mehrere, weil Geburtstage anstehen, ein Feiertag oder Ausflug angesagt ist. In diesem Fall können Sie sich sogar sieben Tage lang Extras gönnen. Dies ist natürlich die Ausnahme, nicht die Regel! Ihr Extra kann beispielsweise ein raffinierter Eisbecher mit heißen Früchten, ein Big Mac, ein Cäsar-Salat (römischer Salat, Sardellen, Ei), ein schmackhaftes Teiggericht, eine scharf gewürzte Bloody Mary (ein Cocktail) sein, kurz alles, was Ihnen ein gutes Gefühl vermittelt. Aber bitte nur soviel beziehungsweise so wenig davon, wie Sie benötigen, um sich rundum zufrieden zu fühlen. Essen Sie nicht die »Zündfunken« unter den Lebensmitteln, wie etwa einen gefrorenen Joghurt zum Mittagessen oder eine Tüte Chips als Nachmittagssnack. Das sind die Extras, die Sie

> Integrieren statt trennen
>
> Absolute Nahrungsabstinenz ist für übergewichtige Menschen einfacher, als vernünftig zu essen – aber nur für kurze Zeit. Schließlich greifen Sie doch in die Keksdose. Desserts, verlockende Mahlzeiten, knackige Snacks stehen bereit, um genossen zu werden – aber auf der Basis eines guten Blutzuckerstatus und als eingeplantes Extra.

sich nur ein- oder zweimal wöchentlich und nur zusätzlich zu Ihrem regelmäßigen, zeitgerechten Diätplan gönnen dürfen. Wenn Sie Ihre Kontrollsnacks weglassen und dafür ein Extra verzehren, das Ihren Blutzuckerwert senkt, spielen Sie eine Art russisches Roulette.

REGELN FÜR DIE RICHTIGE ZUSAMMENSTELLUNG DER NAHRUNG

Die folgenden vier Regeln sollen Ihnen helfen, trotz eines Extras Ihr Gewicht und einen ausgewogenen Blutzuckerspiegel zu halten.

1. Achten Sie auf einen guten Blutzuckerstatus. Sofern dies nicht der Fall ist, funktioniert der Rest der Regeln nicht.
2. Das Nahrungsmittel, das Sie als Extra wählen, sollte Ihren Bedürfnissen entsprechen und Sie froh stimmen. So ist etwa ein köstliches Dessert in einem guten Restaurant beim Essen mit Freunden eine ausgezeichnete Wahl. Stopfen Sie dagegen stehend am Küchentisch eine Packung Kekse in sich hinein, so ist das sicher kein großer Genuß.
3. Das Nahrungsmittel muß etwas sein, das Sie besonders gern essen. Es reicht nicht aus, nur etwas zu essen, weil man es mag und es gerade verfügbar ist.
4. Sie sollten gerade so viel essen, daß Sie zufrieden sind. Denken Sie daran, betrügen gibt es nicht. Sie können das gleiche Lebensmittel in ein paar Tagen wieder haben. Vergessen Sie aber nicht: Wenn Sie eine große Portion eines besonders zuckerhaltigen und kohlenhydratreichen Extras essen, rächt sich das am nächsten Tag. Aber das ist Ihre Entscheidung, Sie bestimmen die Diät. Erkennen Sie die Zeichen eines gestörten Blutzuckerhaushalts, und bleiben Sie bei Ihrem Programm.

Wieso gibt es überhaupt bei einem Diätprogramm Extras? Die Antwort ist ganz einfach. Wenn der Organismus sich in einem guten Blutzuckerstatus befindet, treten auch keine unkontrollierten Eßgelüste auf. Man ißt nicht zuviel und genießt jeden Bissen – und man nimmt nicht zu.
Drei Elemente dieser Diät garantieren den Erfolg.

> Drei Grundprinzipien nach Puhn, die den Erfolg der Diät garantieren
> 1. Essen Sie zu bestimmten Tageszeiten.
> 2. Essen Sie bestimmte Arten von Lebensmitteln.
> 3. Kombinieren Sie die Nahrungsmittel richtig, und achten Sie auf die Textur, das heißt die Struktur der Nahrungsmittel (grob oder fein).

DAS ERNÄHRUNGSTAGEBUCH

Es gibt neben der Blutzuckerkontrolle noch einen weiteren Programmpunkt für den Langzeiterfolg: das Ernährungstagebuch. Vermutlich haben Sie davon schon früher gehört. Schreiben Sie auf, was Sie essen. Alle meine Patienten, die erfolgreich waren, haben ein solches Tagebuch geführt. Diese Diät ist einzigartig, und die richtige Zeitplanung spielt dabei eine wichtige Rolle. Da Sie besonders am Anfang noch nicht so vertraut mit der Diät sind, sollten Sie Ihre Essenszeiten (alle, auch Zwischenmahlzeiten) sowie die verzehrten Speisen genau protokollieren. Dies erlaubt eine Kontrolle über Fortschritte und Rückschläge. Indem Sie die Lebensmittel, die Sie essen, die Zeiten, wann Sie essen, und Ihr Befinden genau protokollieren, können Sie feststellen, in welchen Situationen Sie für einen Rückfall anfällig sind, und Lösungen ausarbeiten.

Hier ein Beispiel: Don, ein vielbeschäftigter Werbefachmann, blieb in einer Besprechung hängen und konnte dadurch seinen zweiten Vormittagsimbiß nicht einnehmen. Mehr als vier Stunden vergingen, bevor er zum Mittagessen gehen konnte. Die Besprechung brachte seinen Zeitplan durcheinander und auch seinen Blutzuckerhaushalt. Er nahm nicht mehr ab, und es zeigten sich die Symptome eines schlechten Blutzuckers: Reizbarkeit, Energiemangel, Eßgelüste und mangelnde Konzentrationsfähigkeit. Ein Blick in sein Ernährungstagebuch machte ihm das Problem klar: Besprechungen, die sich in die Länge zogen, an mindestens zwei Tagen in der Woche. Und er konnte das Problem lösen. Er aß einen schwer kaubaren Snack vor Beginn der Besprechung, selbst wenn es zu früh war, nur für den Fall, daß diese Besprechung über seine übliche Mittagszeit um 12.30 Uhr hinausgehen würde.

Das Ernährungstagebuch ist keine Stechkarte. Es ist ein Arbeits-

DAS ERNÄHRUNGSTAGEBUCH

Auszug aus einem Tagebuch:
Beispiel für einen »Fehltritt«

Donnerstag 18. Dezember
8.00 Uhr Frühstück: Hüttenkäse und Pitabrot
10.00 Uhr 4 Kekse
11.00 Uhr 1 Apfel
13.00 Uhr Mittagessen: Pitabrot und Truthahnfleisch
18.00 Uhr 1 Apfel
20.00 Uhr Abendessen: scharf-saure Suppe, zweimal gekochtes Schweinefleisch, gebratener Reis

Bemerkungen: Es war wirklich hart, ich fühle mich entmutigt. Ich möchte mehr essen.

Adeles Kommentar: Ich habe es kommen sehen. Am nächsten Tag hatte diese Patientin ihr Frühstück, Kleieflocken, und dann ... Blackout. Sie hatte Kekse anstelle ihres schwer kaubaren Snacks gegessen. Es machte Sinn. Sie aß zu Mittag, bevor sie ihre zwei schwer kaubaren Snacks zu sich nahm, einen Apfel um zehn Uhr und eine Handvoll Stangenbohnen um zwölf Uhr. Sie ließ beim Mittagessen das Gemüse weg, eine geradezu lebenswichtige Komponente bei der Mittagsmahlzeit, weil es eine langsame Glukosefreisetzung während der Verdauung gewährleistet und zu einem guten Blutzuckerstatus beiträgt. Mehr noch, sie nahm nichts schwer Kaubares zum Mittagessen zu sich, das den Blutzuckerspiegel stabil gehalten hätte. Bis zum Abendessen hatte ihr Körper eine chemische Berg- und Talfahrt hinter sich. Ich war schon froh darüber, daß sie nicht auch noch *mehr* von dem chinesischen Essen am Abend verzehrt hatte.

Es gab viele Gründe für dieses »Zwischenspiel«: Sie hatte die Snacks vergessen, zu spät am Abend und zu große Portionen gegessen und Lebensmittel verzehrt, deren Menge beschränkt ist. Der nächste Tag war jedoch ermutigend: Sie begann ihn mit einer Scheibe Vollkornbrot und einer Scheibe fettarmem Käse. Sie aß einen schwer kaubaren Imbiß während der zwei Stunden nach dem Frühstück. Sie war auf dem richtigen Weg. Sie ging bei ihrem nächsten Besuch sogar ihr Ernährungstagebuch durch und diskutierte mit mir über einige der physiologisch bedingten Hungerattacken: Streß bei der Arbeit und ein Problemkind in der Schule. Schwierigkeiten, die sie zu »selbstzerstörerischen« Nahrungsmitteln hatten greifen lassen.

> **Ernährungstagebuch: einfach perfekt**
> 8.00 Uhr   Frühstück: Hüttenkäse und Achtkornbrot
> 10.00 Uhr Apfel
> 12.00 Uhr Zwei Karotten
> 12.30 Uhr Mittagessen: 84 g Thunfisch (in Wasser),
>   1 Scheibe Vollkornbrot, roher Brokkoli
> 15.30 Uhr 2 Tangerinen
> 18.30 Uhr Brokkoli und Blumenkohl
> 19.30 Uhr Abendessen: Truthahn-Burger, Spinat, Brokkoligemüse,
>   Salat mit Olivenöl und Balsamico
>
> *Bemerkung:* Großartig. Die Tangerinen waren köstlich. Ich habe viel Energie.
>
> *Adeles Kommentar:* Dieser Patient nahm insgesamt dreiundvierzig Pfund ab. Er befolgte weiterhin meinen Plan, und seine Eßgelüste sind vollkommen verschwunden. Es gibt keine »Pannen« in seiner Körperchemie und seinem Blutzuckerspiegel. Er arbeitet weiter an den emotionalen Gründen für Hungergefühle, um sein Gewicht zu halten.

buch, das nur für Ihren persönlichen Gebrauch bestimmt ist. Betrachten Sie es als ein Bekenntnis zum Diätprogramm. Schreiben Sie alles auf, was Sie essen. Wenn Sie es nicht tun, könnten Sie es vergessen oder einen sogenannten Blackout haben, der Sie dann zu großartigen Ausreden verleitet – und Sie wären dann an Ihren Diätverfehlungen völlig schuldlos!

Ich hatte einen Patienten, der viel auf Reisen war. Er wollte sich nicht mit einem Ernährungstagebuch belasten. Woche für Woche erzählte er mir, was er aß. Er wußte die Zeiten, zu denen er gegessen hatte. Er verzehrte immer etwas schwer Kaubares und aß niemals nach dem Abendessen. Er nahm aber nicht ab. Er versicherte mir, daß er nur Dinge gegessen habe, die er auch wirklich essen sollte. Dann plötzlich fiel ihm ein, daß es im Flugzeug Nüsse gegeben hatte. Das war ihm völlig entfallen, ebenso die Banane im Kühlschrank des Hotelzimmers und einen Schokoladenriegel am Flughafen, während er auf sein Taxi wartete ... Kein Wunder, daß er nicht abnahm. Er hatte ganz unbewußt Dinge, die er nicht essen sollte, aus seinem Gehirn verbannt, indem er kein Tagebuch führte.

Dieses Tagebuch ist eine große Hilfe. Wenn Sie in einer Woche nicht abgenommen haben, werfen Sie einen Blick hinein. Vielleicht haben Sie vier statt nur zwei Ihrer geliebten Extras gegessen. Tauchen Eßgelüste auf, schauen Sie in das Tagebuch. Vielleicht haben Sie nur einen Snack am Morgen und keinen am Nachmittag zu sich genommen. Fühlen Sie sich gut, so kann Ihr Tagebuch Ihnen ebenfalls aufzeigen, warum. Doch das Ernährungstagebuch erfüllt noch einen anderen Zweck. In der Spalte »Bemerkungen« können Sie Ihre Gedanken, die Ihnen an dem jeweiligen Tag durch den Kopf gegangen sind, festhalten, so daß Ihnen auch die psychologischen Hintergründe für Ihr Eßverhalten klarwerden.

Zu Beginn des Programms kommen meine Patienten einmal die Woche in meine Praxis. Das erste, was wir nach einem kurzen Blick auf die Waage tun, ist ein Blick in das Ernährungstagebuch. Wir beginnen ein Gespräch. Eßgelüste sind zu 75 Prozent physiologisch und zu 25 Prozent psychologisch bedingt. Es ist wichtig, daß Sie den Einfluß des emotionalen Hungers, dieses inneren Saboteurs, verstehen. Die Kommentare im Ernährungstagebuch geben Ihnen die Chance, Ihre Gefühle zu analysieren.

»Die Eltern meines Freundes kamen zu Besuch, ich war nervös und aß.«
»Ich hatte eine große Präsentation in meiner Firma. Ich war die ganze Nacht über auf. Die Eßgelüste überwältigten mich förmlich.«
Oder nur: »Ich fühle mich energiegeladen. Ich habe mich noch nie so unbeschwert gefühlt.«

Der emotionale Hunger spielt im Eßverhalten eine so wichtige Rolle, daß ich ihm später ein ganzes Kapitel gewidmet habe. Aber im Augenblick genügt es, daß Sie Ihr Ernährungstagebuch immer in Reichweite haben.

VOM RICHTIGEN WIEGEN

Vergessen Sie diesen nervigen Wiegeprozeß am Morgen. Werfen Sie Ihre Waage hinaus. Hören Sie auf, sich auf die Kilogrammzahl Ihres Gewichts zu fixieren. So werden Sie nicht gleich nervös, wenn Sie an einem Tag mal nicht abnehmen. Außerdem brauchen Sie keine Waage, die Ihnen sagt, wie Sie sich zu fühlen haben und was Sie essen sollen. Bei der Stoffwechseldiät spielt das Gewicht keine so große Rolle. Sicher, die Waage kann Ihnen dabei helfen, den Fortschritt Ihrer Diät mitzuverfolgen, aber Sie kann Sie auch zum Sklaven machen. Was Sie wiegen, ist weniger wichtig, als wie Sie sich fühlen und wie Sie aussehen. Abgesehen davon beeinflussen viele Faktoren das Gewicht – der Monatszyklus, die Muskelmasse, die sich nach sportlicher Betätigung entwickelt und die mehr wiegt als Fett, die Natrium- und Wasserretention nach einem besonders salzhaltigen Mahl. Und ob Sie es glauben oder nicht, das Erreichen eines guten Blutzuckerstatus wird Sie viel mehr in Hochstimmung versetzen als diese zwei oder drei Pfund, die Sie pro Woche abnehmen.

Nur einmal in der Woche sollten Sie sich auf die Waage stellen, und zwar mit derselben Kleidung, am selben Ort und zur gleichen Zeit. Aber statt sich auf die Zahl zu konzentrieren, sollten Sie mehr auf die Kleidung achten, die jetzt vielleicht schon lockerer sitzt.

Ein weiterer Trick: Wenn Sie sich nackt vor den Spiegel stellen und

---

Das Geheimnis des Essens

Was Sie am Sonntag gegessen haben, kann sich unter Umständen erst am Dienstag auswirken – selbst wenn den ganzen Montag der Blutzuckerspiegel in Ordnung war. Das passiert uns allen. Wir geraten in eine Sackgasse. Wir suchen uns etwas zum Essen oder Trinken aus, das mit Kohlenhydraten oder Zucker überladen ist. Denken Sie immer daran:

- ▶ Was Sie morgens essen, zeigt seine Wirkung am Abend.
- ▶ Was Sie montags essen, beeinflußt Sie am Dienstag und auch noch am Mittwoch.
- ▶ Wenn Sie sich in einem guten Blutzuckerstatus befinden und einmal nicht aufpassen, werden Sie die Auswirkungen spüren. Kehren Sie zurück zu den schwer kaubaren Snacks und zu mehr Bewegung. So werden Sie in kürzester Zeit wieder in Hochform sein.
- ▶ Manchmal erhöht sich das Gewicht nach ein oder zwei Tagen Stoffwechseldiät, was natürlich entmutigend ist. Es ist schwer zu glauben, daß Champagner und Kaviar vom Sonntag so lange brauchen, bis sie Ihr Körper verarbeitet hat. Leider genügt bereits diese Erfahrung, daß manche Menschen die Diät abbrechen – ein weiterer Grund, nur einmal wöchentlich auf die Waage zu steigen und den Zahlen nicht zu große Bedeutung beizumessen!

sich betrachten, sehen Sie nur Problemzonen. Sie sind auf das fixiert, was Ihnen nicht gefällt. Niemand mag sich so. Schauen Sie sich statt dessen lieber in einem Schaufenster an, wenn Sie für die Arbeit angezogen sind. Oder betrachten Sie sich in Ihrer Lieblingsbluse oder den Jeans, die Sie jahrelang nicht tragen konnten, vor dem Spiegel. Stärken Sie Ihr Selbstbewußtsein, indem Sie sich Ihre schon schlanker gewordenen Problemzonen ansehen oder auf Ihr Wohlbefinden und Ihre Energie achten. Wie gelassen, stark und zufrieden Sie sich fühlen, zählt, und nicht, was die Waage anzeigt.

BEWEGUNG IST WICHTIG

Stretching, Aerobic, Tanzen, Spazierengehen, Radfahren – Bewegung jeder Art ist ebenfalls Teil meines Diätplans. Ich weiß, daß Menschen mit einem schlechten Blutzuckerstatus schon Probleme haben, nur durch den Tag zu kommen. Darum ist es besser, Bewegung in die Stoffwechseldiät erst einzubauen, wenn der Blutzuckerspiegel stabilisiert ist. Aber dann wird körperliche Betätigung zu einem wichtigen Element, um die Gewichtsabnahme zu fördern. Ich habe mein persönliches 15-Minuten-Stretchingprogramm entwickelt, um den Blutzuckerwert am Morgen nach oben zu bringen. Mehr darüber jedoch in Kapitel 8. Es ist so einfach: Nehmen Sie die Treppe statt den Aufzug. Parken Sie etwas weiter weg von Ihrem Ziel. Steigen Sie ein paar Stationen früher aus dem Bus. Lassen Sie öfter mal Ihr Auto stehen, und gehen Sie zu Fuß. Es ist nur eine Sache des guten Willens.

FÜNF GESUNDHEITSREGELN, DIE SIE BEFOLGEN SOLLTEN

Für den maximalen Gesundheitsnutzen und um Fettdepots abzubauen, habe ich ein paar Gesundheitsregeln ausgearbeitet, die Sie unbedingt befolgen sollten.

GESUNDHEITSREGEL 1: *Versuchen Sie, mindestens acht Gläser Wasser täglich zu trinken*

Frisch aus der Leitung, sofern unbedenklich, Mineralwasser, mit oder ohne Kohlensäure, mit Zitronen- oder Orangenaroma, Wasser, egal in welcher Form Sie es trinken, ist absolut notwendig. Wasser schwemmt nicht nur toxischen Abfall aus dem Körper, es nährt auch die Zellen und fördert die Körperfunktionen. In den meisten Diäten werden täglich sechs bis acht Gläser Wasser zu je 200 ml vorgeschlagen, jüngste Forschungen jedoch haben gezeigt, daß acht bis zwölf Gläser täglich besser sind. Dazu zählen nicht Kräutertees oder andere Getränke, sondern einfach nur Wasser.

> **Wasser, nichts als Wasser**
>
> Wasser ist gut für Sie. Traditionelle Diätschulen sehen in Wasser einen Appetitzügler. Das ist Unsinn. Wasser reinigt den Körper, verhindert Dehydrierung, verursacht aber kein Völlegefühl. Ein guter Blutzuckerspiegel, nicht Wasser, zügelt Appetit und Eßgelüste. Die erhöhte Produktion von Magensäure jedoch kann künstliche Hungergefühle hervorrufen. Durch reichliches Trinken von Wasser wird die Magensäure verdünnt – die Hungergefühle verschwinden.

Tips für Ihren Wasserkonsum

▶ Trinken Sie eine Tasse heißes Wasser mit frischer Zitrone gleich nach dem Aufstehen. Es fördert Verdauung und Ausscheidung und wirkt erfrischend.
▶ Trinken Sie bei jeder Mahlzeit ein Glas Wasser.
▶ Stellen Sie sich eine große Flasche Wasser auf Ihren Schreibtisch. Es trinkt sich leichter, wenn es Raumtemperatur hat. Sie können den ganzen Tag daran nippen. Die andere Möglichkeit ist, es auf einmal auszutrinken.
▶ Trinken Sie sofort nach dem Aufwachen ein Glas Wasser.
▶ Trinken Sie ein volles Glas Wasser zusammen mit Ihrer Vitaminergänzung.

> **Wenig Kaffee**
>
> Bekanntlich sind Kräutertees für den Organismus gesünder, aber wenn Sie nicht auf Ihren Kaffee verzichten wollen, so trinken Sie ihn mit ein wenig Magermilch, aber ohne Zucker oder Süßstoff. Sobald Ihr Blutzuckerspiegel in Ordnung ist, werden Sie kein so große Verlangen mehr nach Kaffee haben. Deshalb bin ich auch nie in Sorge, wenn mir meine Patienten erzählen, daß sie nicht ohne Kaffee leben können. Reduzieren Sie den Konsum in den ersten Wochen auf ein Minimum, oder versuchen Sie es mit koffeinfreiem Kaffee am Nachmittag.

GESUNDHEITSREGEL 2: *Nehmen Sie ein Multivitamin- und Mineralstoffpräparat zum Frühstück ein*

Obwohl mein Diätprogramm aus gesunden Lebensmitteln, die reich an Vitaminen und Mineralstoffen sind, und aus Mengen besteht, die für Ihr Gewicht vernünftig sind, gibt es trotzdem wichtige Gründe für eine Nahrungsergänzung. Der erste Grund ist unser heutiger Lebensstil. Wir arbeiten zuviel, sind ständig unterwegs, wir erledigen unsere Besorgungen und den Haushalt, und wenn wir Glück haben, finden wir auch mal Zeit für Familie und Freizeit.

Unsere Lebensweise mit unregelmäßigem Eßmuster und zusätzlichem Streß stellt höhere Anforderungen an die Ernährung. Auch die Art des Anbaus unserer Lebensmittel ist von Bedeutung. Sie unterscheidet sich beträchtlich von dem früherer Zeiten. Ein Großteil der Nahrung ist importiert und entzieht sich somit jeglicher Kontrolle, was die Produktion angeht und welche Mittel für schnelles Wachstum und zur Schädlingsbekämpfung eingesetzt werden. Es ist leider eine Tatsache, daß wir in einer vergifteten Welt leben. Der Boden enthält längst nicht mehr so viele Nährstoffe wie früher. Der Einsatz von chemischen Düngemitteln ist gang und gäbe. Den Pflanzen fehlen wesentliche Vitamine und Mineralstoffe. Untersuchungen haben gezeigt, daß zum Beispiel Selen, ein wichtiges Antioxidans, das krebshemmend wirkt, früher reichlich im Boden vorkam und insbesondere Knoblauch und Zwiebeln so wertvoll machte. Diese Zeiten sind vorbei. Daher ist die Einnahme eines Vitamin-Mineralstoffpräparats auch bei meinem gesunden und ausgewogenen Programm notwendig.

Ein Multivitamin-Mineralstoffpräparat
sollte enthalten:

Vitamine		Prozentsatz der RDA*
Vitamin A (als Betacarotin)	10 000 IE	200
Vitamin D	400 IE	100
Vitamin E	60 IE	200
Vitamin K	60 µg	*
Vitamin C	120 mg	200
Folsäure	400 µg	100
Vitamin B_1	1,5 mg	100
Vitamin B_2	2 mg	100
Vitamin B_6	2 mg	100
Vitamin B_{12}	6 µg	100
Pantothensäure	10 mg	100
Biotin	30 µg	10

Mineralstoffe		Prozentsatz der RDA*
Kalzium	162 mg	16
Phosphor	109 mg	11
Jod	150 µg	100
Eisen	9 mg	50
Magnesium	100 mg	25
Kupfer	3 mg	150
Zink	22,5 mg	150
Mangan	2,5 mg	*
Kalium	40 mg	*
Chrom	100 µg	*
Molybdän	25 µg	*
Selen	45 µg	*
Nickel	5 µg	*
Zink	10 µg	*
Silizium	2 µg	*
Vanadium	10 µg	*
Bor	150 mg	*

* RDA nicht ermittelt (Anm. d. Übers.: Recommended Daily Allowances; Referenzwert für Vitamine, Mineralien und Proteine bei der freiwilligen Lebensmittelkennzeichnung in den USA, ermittelt von der U.S. Food and Drug Administration)

GESUNDHEITSREGEL 3: *Schlucken Sie täglich vor dem Zubettgehen eine Kalziumtablette*

Wenn Sie mit meinem Programm beginnen, werden Sie feststellen, daß es keinen Joghurt und nur wenige Milchprodukte gibt. Das hat seinen Grund. Joghurt beispielsweise ist sehr glykämisch. Er enthält vorverdautes Eiweiß und wird rasch resorbiert, genau wie Hefegebäck, Bananen und Weißbrot. Er ist gesund, aber eignet sich nicht zur Kontrolle von Hungergefühlen und hilft auch nicht abzunehmen. Und Milch enthält Laktose, die die gleichen Eigenschaften wie stark glykämische Lebensmittel besitzt. Und wie schon erwähnt, können bestimmte Milchprodukte, insbesondere »Diäthighlights« wie gefrorener Joghurt oder Eismilch, den Blutzuckerhaushalt entgleisen lassen und Eßgelüste auslösen, während andere Milchprodukte zuviel Fett enthalten. Es gibt andere kalziumreiche Lebensmittel, die weniger von diesen appetitanregenden, zu leicht abbaubaren Enzymen enthalten wie Joghurt. Mit den folgenden Nahrungsmitteln können Sie Ihren täglichen Kalziumbedarf decken.

Kalzium ist ein notwendiger Mineralstoff und wird in unterschiedlicher Menge benötigt. Als Faustregel sollte man ein- oder zweimal täg-

Kalziumreiche Lebensmittel		
Sardinen (mit Gräten)	85 g	372 mg Kalzium
Magermilch	200 g	302 mg Kalzium
Austern	1 Tasse	226 mg Kalzium
Mehl	1 Tasse	189 mg Kalzium
Lachs aus der Dose	85 g	150 mg Kalzium
Gekochter Spinat	1 Tasse	244 mg Kalzium
Gekochter Brokkoli	1 Tasse	178 mg Kalzium
Hüttenkäse	$1/2$ Tasse	63 mg Kalzium
Orange	mittlere Größe	60 mg Kalzium
Tofu	115 g	154 mg Kalzium
Grünkohl	1 Tasse	206 mg Kalzium
Rosenkohl	1 Tasse	357 mg Kalzium
Rübenkraut	1 Tasse	267 mg Kalzium
Pak-choi (Japankohl)	1 Tasse	116 mg Kalzium
Sojamilch	1 Tasse	146 mg Kalzium

lich 200 mg Kalzium zu sich nehmen. Es gibt verschiedene Formen, aber ich bevorzuge Kalziumzitrat mit Magnesium. Dies besitzt nicht das gleiche Toxizitätspotential wie das Kalzium der Austernschale, und das Magnesium sorgt für einen ausgewogenen Mineralstoffhaushalt. Es ist jedoch möglich, daß manchen Menschen die Kombination aus Magnesium und Kalzium nicht bekommt. Das Magnesium macht den Stuhl weich, Kalzium bewirkt genau das Gegenteil. Am besten läßt man seinen Hausarzt die richtige Kalziumform und -dosierung bestimmen.

Am besten schluckt man die Kalziumtablette am Abend. Kalzium ist ein natürliches Beruhigungsmittel, das im Gehirn die Botschaft für

---

Täglicher Kalziumbedarf

Jugendliche (16 bis 19 Jahre)	1500 mg
Erwachsene (Männer und Frauen)	1500 mg
Frauen in der Menopause	1800 mg
Schwangere/stillende Frauen	2000 mg
Frauen nach der Menopause	1500 mg

Diese Mengen lassen sich durch eine Kombination aus kalziumreichen Lebensmitteln und einer Kalziumsupplementierung erreichen.

Pro und contra Milch

Die zahlreichen Werbespots und Artikel in Zeitungen und Magazinen, welche die Botschaft verkünden, daß Milch Osteoporose verhüten hilft, führen oft dazu, daß Milch in zu großen Mengen getrunken wird. Aber genaugenommen ist es das Kalzium, das benötigt wird, nicht die Milch. Die empfohlene tägliche Kalziumdosis für Frauen zwischen dem vierundzwanzigsten Lebensjahr und der Menopause beträgt 1500 mg. Für Frauen nach der Menopause steigt dieser Wert auf 1800 mg an. Milch, egal in welcher Form, enthält nur 300 mg Kalzium pro 230-g-Glas. Man muß also sehr viel Milch trinken, um auf diesen Wert zu kommen. Oft treten dabei die Nebenwirkungen der Laktoseintoleranz auf: Blähungen, Gasbildung oder Sodbrennen. Eine andere gute Kalziumquelle sind Frischprodukte. Tabletten können die fehlenden Milligramm pro Tag ergänzen. Meine Empfehlung ist Kalziumzitrat.

Schlaf auslöst. Bereits unsere Großmütter wußten, daß eine warme Tasse Milch am Abend ein gutes Schlafmittel ist.

GESUNDHEITSREGEL 4: *Verwenden Sie fett – aber sparsam*

Ich empfehle immer, eine kleine Menge ungesättigtes Fett in die Ernährung aufzunehmen, bis zu drei Teelöffel täglich. Der Körper kann diese essentiellen Fettsäuren nicht selbst herstellen, so daß eine bestimmte Menge davon für gute Gesundheit, glänzende Haare, klare, reine Haut und kräftige Nägel wichtig ist. Ein Tropfen Olivenöl aus erster Pressung auf dem Salat macht den Unterschied aus! Wenn man das Gemüse vor dem Grillen mit kaltgepreßtem Öl einpinselt, ergibt das ein volles Aroma.

Wissenswertes über Öl

Wann immer Sie die Worte »kaltgepreßt« oder »virgin« auf einer Flasche mit Olivenöl lesen, so ist das kein Werbetrick, um einen höheren Preis verlangen zu können. Kaltpressung ist ein Herstellungsverfahren für gesundes Olivenöl. Zur Ölgewinnung müssen die Pflanzen erhitzt werden. Leider sind zur Freisetzung des gesamten Öls extreme Temperaturen notwendig, was nicht nur zu Qualitätseinbußen führt, sondern auch die gefährlichen freien Radikale erzeugt. Diese freien Radikale sind aggressive Sauerstoffteilchen, die den Körperzellen und Blutgefäßen ernsthaften Schaden zufügen. Sie werden heute in Zusammenhang mit der Entstehung bestimmter Krebsarten, mit Herzerkrankungen, Schlaganfall und vorzeitigem Altern gebracht. Kaltgepreßtes Olivenöl wird bei viel niedrigeren Temperaturen extrahiert, so daß die Nährstoffe erhalten bleiben; freie Radikale werden nur in geringem Maß gebildet.

Sie brauchen Ihr Fett nicht abzumessen; verlassen Sie sich einfach auf Ihr Gefühl. Ein kleiner Teelöffel zum Mittagessen, ein Schuß Öl über den Salat – das ist bekömmlich und gesund.

Haben Sie übrigens gewußt, daß der Verzehr von Fett tatsächlich die Verbrennung von gespeichertem Fett im Körper stimuliert und auch den Appetit stillt? Zuviel Fett jedoch bleibt zu lange im Magen-Darm-Trakt liegen. Als Ergebnis davon sinkt der Blutzuckerspiegel. Sie müssen Ihr eigenes Gefühl für die Nahrung entwickeln und Ihre Diät Ihrem Geschmacksempfinden anpassen, sonst spielt Ihnen früher oder später Ihre Psyche einen Streich.

Sie dürfen sich bei der Stoffwechseldiät auch eine Pizza gönnen – einmal in der Woche. Essen Sie ein Stück entweder zum Mittag- oder Abendessen, und nehmen Sie immer einen Salat dazu. Denken Sie daran, Gemüse und Salat sollten Hauptbestandteile Ihrer Mahlzeit sein, um den Blutzuckerspiegel zu stabilisieren. Wenn Sie mehr als ein Stück möchten, zählen Sie es als Extra.

GESUNDHEITSREGEL 5: *Schränken Sie den Salzverbrauch ein*

Die meisten Menschen verwenden bekanntlich zuviel Salz. Die amerikanische Herzgesellschaft empfiehlt weniger als 3 mg Salz pro Tag für eine gesunde Ernährung und bei Bluthochdruck oder einem anderen Herzleiden noch weniger. Ich habe herausgefunden, daß die Leute tatsächlich weniger Salz brauchen, sobald Sie meine Diät begonnen haben. Die Karotten schmecken auf einmal süß, ein Apfel ist unglaublich köstlich, und frische Kräuter und Gewürze empfinden sie als anregend. Kochsalz steht im Verdacht, Bluthochdruck und damit Herzerkrankungen zu begünstigen.

Befolgen Sie immer die Anweisungen Ihres Hausarztes bezüglich Salz, insbesondere wenn Sie an Bluthochdruck leiden.

Wer keine Blutdruckprobleme hat und sich ein Leben ohne Salz nicht vorstellen kann, dem mache ich auch keine Vorschriften bei der Diät, besonders in den ersten paar Wochen. Trotzdem möchte ich hier einige Ratschläge geben:

- ▶ Kosten Sie Ihr Essen, bevor Sie es salzen.
- ▶ Verwenden Sie wenig oder kein Salz zum Kochen.
- ▶ Experimentieren Sie mit Kräutern und Gewürzen als Ersatz für Salz. Besonders gut eignen sich feingehackte Kräuter, die dezent und süßlich, und Kräuter der Provence, die herzhaft schmecken und sehr gut zu Tomatensoßen und Suppen passen.

Was Sie über Cholesterin wissen sollten

Cholesterin ist nicht notwendigerweise eine Geisel. Diese wachsartige Substanz, die im Körper gebildet wird, ist für das Funktionieren vieler Körpersysteme notwendig. Nur im Übermaß hat es schädliche Auswirkungen, etwa wenn zu viele Lebensmittel tierischen Ursprungs gegessen werden, denn Cholesterin kann zu Fettablagerungen und in der Folge zu einer Verengung der Arterien führen. Cholesterin wird von den Lipoproteinen, die in der Leber produziert werden, im Blutstrom zu den verschiedenen Organen transportiert und als LDL – *low-density lipoprotein* – oder auch als »schlechtes« Cholesterin bezeichnet, weil es sich an den Arterienwänden ablagert, sie verengt und so Herzattacken und Schlaganfall verursacht. HDL oder *high-density lipoprotein* ist das »gute« Cholesterin. Dieses Lipoprotein transportiert das überflüssige Cholesterin und dessen Abbauprodukte wieder in die Leber, wo es weiter verstoffwechselt oder ausgeschieden wird. Es wirkt wie ein Staubsauger, der die auf den Arterienwänden zurückgelassenen LDL-Reste aufnimmt und die Arterien dadurch offen und gesund erhält. Eine Anreicherung von LDL kann auch genetisch bedingt sein. Die Hauptursache jedoch ist der übermäßige Konsum von cholesterinhaltigen Lebensmitteln wie Fleisch, Leber etc. Ungesättigte Fettsäuren können jedoch die Produktion von HDL fördern oder zumindest die LDL-Anreicherung minimieren. Mehrfach ungesättigte Fette können den *Gesamt*cholesterinspiegel, also sowohl das schlechte LDL als auch das gute HDL, senken. Einfach ungesättigte Fette wie Canola- und Olivenöl reduzieren nur das LDL-Cholesterin, beeinflussen aber nicht das gute HDL-Cholesterin. Übrigens: Bewegung, zum Beispiel Wandern oder Schwimmen, erhöht den HDL-Spiegel.

Die Stoffwechseldiät
kurz und bündig

1. Frühstücken Sie innerhalb einer halben Stunde nach dem Aufwachen (45 Minuten, sofern Sie Morgengymnastik betreiben).
2. Das Frühstück besteht aus einem Teil Eiweiß und einem Brot oder an alternierenden Tagen aus Getreide mit Magermilch.

3. Essen Sie Ihren ersten schwer kaubaren Snack innerhalb von zwei Stunden nach Beginn des Frühstücks.
4. Essen Sie Ihren zweiten schwer kaubaren Snack innerhalb der nächsten zwei Stunden, sofern noch nicht Zeit für das Mittagessen ist.
5. Versuchen Sie, Ihr Mittagessen spätestens um 13.00 Uhr einzunehmen. (Dies gilt insbesondere für Frühaufsteher.) Das Mittagessen sollte aus einem Teil Protein und Gemüse (plus ein schwer kaubares Gemüse, um den guten Blutzuckerspiegel zu »versiegeln«) oder einer vegetarischen Mahlzeit bestehen. Salat mit etwas Öl ist immer eine gute Wahl, dazu gegebenenfalls Brot.
6. Gönnen Sie sich drei Stunden später einen Nachmittagssnack. Dieser kann früher, aber nicht später verzehrt werden. Sie können leicht kaubare Früchte essen; ein oder zwei Snacks genügen bis zum Abendessen.
7. Das Abendessen sollte immer Gemüse und Eiweiß enthalten oder aus einer vegetarischen Mahlzeit bestehen. Fügen Sie Vollkornprodukte, stärkehaltiges Gemüse, Kartoffeln oder Bohnen hinzu: Männer können diese Stärkeprodukte jeden Tag essen, Frauen nur an jedem zweiten Tag, entweder zum Mittag- oder Abendessen, aber nicht zu beiden Mahlzeiten (außer sie essen ein vegetarisches Gericht).
8. Mittag- und Abendessen sollten aus 30 bis 40 Prozent Gemüse bestehen. Dazu zählt auch Salat.
9. Essen Sie nicht mehr als zweimal wöchentlich Teigwaren, und wenn, dann nur zum Abendessen.
10. Versuchen Sie, einmal täglich eine vegetarische Mahlzeit zu sich zu nehmen. Es tut Ihrer Gesundheit gut.
11. Nehmen Sie jeden Morgen eine Multivitamin-Mineralstoffpille ein.
12. Schlucken Sie vor dem Zubettgehen eine Kalziumtablette.
13. Vergessen Sie Ihre »Extras« nicht. Nachdem Sie einen stabilen Blutzuckerspiegel erreicht haben, können Sie sich wöchentlich ein oder zwei Ihrer Lieblingslebensmittel gönnen.
14. Führen Sie ein Ernährungstagebuch.

Das ist alles. Nun verfügen Sie über das nötige Wissen, um Ihre Stoffwechseldiät beginnen zu können. Fangen Sie sofort damit an.

Lebensmittelauswahl für die Stoffwechseldiät

Proteinauswahl für einen guten Blutzuckerspiegel

Fleisch sollte gebacken, gegrillt, gekocht, in der Mikrowelle zubereitet, pochiert oder gedünstet sein. Sie können eine kleine Menge eines ungesättigten Fetts zum Braten und leichtem Sautieren verwenden. Enthäuten Sie Hühnerfleisch, bevor Sie es essen. In der Haut sind die meisten Kalorien und das Fett enthalten. (Bei einem Huhn, das drei Pfund wiegt, enthält das Fleisch etwa 800 und die Haut erstaunliche 1900 Kalorien!) Fügen Sie keine Semmelbrösel oder Panade vor dem Kochen hinzu. Experimentieren Sie mit Marinaden auf Essigbasis und verschiedenen Gewürzen. Das Protein mit den geringsten Mengen an ungesundem Fett sind Tofu, Tempeh und Fisch. Proteine, die reich an gesättigten Fettsäuren und Cholesterin sind, sollten nur in begrenzten Mengen gegessen werden. Sie sind mit einem Stern gekennzeichnet.

Menschen mit einem hohen Cholesterinspiegel und Bluthochdruck oder denen vom Arzt aus irgendeinem Grund eine cholesterinarme Diät verordnet wurde, sollten die mit einem Stern gekennzeichneten Lebensmittel besonders meiden.

Fisch

Wolfsbarsch
Kammuscheln
Blaufisch
Seewolf
Kabeljau
Aal
Flunder
Schellfisch
Heilbutt
Thunfisch, frisch oder
 in Wasser (Konserve)
Hering

Engelfisch
Tintenfisch
Hecht
Goldmakrele
Regenbogenforelle
Lachs aus der Konserve,
 getrocknet oder frisch
Zackenbarsch
Schwertfisch
Sardinen, in Wasser oder
 Tomatensoße eingelegt
Makrele

Krusten- und Schaltiere

Muscheln	Hummer	Krebse
Krabbenfleisch	Miesmuscheln	Austern

Fleisch und Geflügel

Rindfleisch, Roastbeef, Lende, Filet
Schinken, mager
Hühnerfleisch (weißes Fleisch) ohne Haut
Hühnerfleisch (dunkles Fleisch) ohne Haut
Hühnerfeinkost
Truthahnfeinkost
Ente ohne Haut
Magerschinken
Lamm, Kotelett oder Braten, gegrillt
   (ein kleines Kotelett ist eine Portion)
Schweinefleisch, Koteletts, magere Medaillons
Truthahn (weißes Fleisch) ohne Haut
Truthahn (dunkles Fleisch) ohne Haut
Kalbfleisch, Kotelett

Käse

Alle Käse sollten fettarm sein und nicht mehr als 60 Prozent Fett pro Portion zu 30 g enthalten. Jeder Käse enthält mehr Fett als andere Eiweißprodukte. Käse sollte auf zweimal wöchentlich beschränkt werden. Sofern es erforderlich ist, die Salzaufnahme einzuschränken, sollte mit Käse vorsichtig umgegangen werden.

Du-darfst-Käse	Cheddarkäse
Edamer	Bauernkäse (fettarm)
Fontina	Fetakäse (fettarm)
Gouda	Gruyère
Havarti	Jarlsberg
Münsterkäse	Mozzarella, mager
Parmesan	Provolone
Schweizer Käse	Ricotta aus Magermilch

LEBENSMITTELAUSWAHL 69

Verschiedenes

Da Hartkäse viel Fett enthält, sollte er nicht öfter als zweimal wöchentlich gegessen werden. Vermeiden Sie auch die beliebten Nußnougatcremes als Brotaufstrich. Sie enthalten zu viel Fett und Zucker.

$1/3$ bis $1/2$ Tasse fettarmer Hüttenkäse
1 oder 2 Eier
Eiaustauschstoffe
3 Eiweiß
30–115 g Tempeh

Vegetarische Gerichte

Wählen Sie sooft Sie mögen vegetarische Gerichte. Ich empfehle mindestens eine vegetarische Mahlzeit täglich, wie zum Beispiel
▶ eine mittlere Folienkartoffel mit Salat und/oder einem anderen Gemüse
▶ eine Bohnen- oder Gemüsesuppe (mit Kartoffelstücken in der Suppe) und einem Salat
▶ Teigwaren (eine halbe oder eine kleine ganze Portion) und Gemüse mit Salat (zweimal wöchentlich und nur zum Abendessen)
▶ 1 (Frauen) bis $1 1/2$ Tassen (Männer) brauner Reis, Hirse, Quinoa oder Couscous, serviert mit gedünstetem Gemüse und/oder Salat

Probieren Sie auch folgendes aus

Verwenden Sie die genannten Pflanzenproteine in Kombination mit mindestens einer Tasse Getreide:
▶ $1/2$ Tasse Linsen für Frauen, $2/3$–$3/4$ Tasse für Männer
▶ 1 Tasse Sojamilch
▶ 70 g Sojakäse
▶ 85 g Tofu
▶ $1/2$ Tasse Bohnen wie Adzuki-, schwarze-, Kidney-, Soja- und weiße Bohnen für Frauen, $2/3$–$3/4$ Tasse für Männer

Wenn Sie Vegetarier sind, decken Sie einfach Ihren Eiweißbedarf dadurch, daß Sie Bohnen und stärkehaltiges Gemüse sowohl zum Mittag- als auch zum Abendessen zu sich nehmen. Essen Sie Eiweiß immer mit einem Getreide und verschiedenen Gemüsen. Probieren Sie Tofu, Sojakäse und andere Sojaprodukte, da sie sehr proteinreich sind.

Früchte

Früchte enthalten viele Vitamine und Nährstoffe. Außerdem schmekken sie gut und stillen den Hunger auf Süßes. Früchte können als leicht kaubare Snacks während des Nachmittags verzehrt werden. Sie können alle Früchte außer Äpfel und Birnen auch als Extrasnack essen, sofern Sie nicht mehr als neunzig Kilogramm wiegen. Essen Sie kein Obst nach dem Abendessen. Es kann Ihren Blutzuckerspiegel total durcheinanderbringen. Früchte sollten roh oder, sofern gefroren, ungesüßt und ohne Sirup oder Saft gegessen werden. Eine mittelgroße Frucht wird, wenn nicht anders angegeben, als eine Portion betrachtet.

Apfel	4 kleine Aprikosen
$1/2$ kleine Kantalupe	$2/3$ Tasse Heidelbeeren,
Sternanis	Himbeeren oder Brombeeren
2 kleine Mandarinen	$1/2$ Grapefruit
Nektarine, Pfirsich	Orange
1 Kiwi	Birne
2 kleine Pflaumen	$1 1/4$ Tassen Erdbeeren

Stärke-/Kohlenhydratauswahl

Zerealien, Körner, Brot, Cracker, Teigwaren, Erbsen, Mais, Winterkürbis, Bohnen, Linsen und Kartoffeln enthalten Stärke. Vollkornbrot und -cracker sind besser als Produkte aus Weißmehl, die in hohem Maß glykämisch sind. Brot kann zum Mittagessen verzehrt werden, niemals aber zum Abendessen. Wählen Sie zur Abwechslung und für einen besseren Blutzuckerwert andere Stärkeprodukte. Abwechslung ist außerdem gesünder.

Zerealien

Getreideprodukte dürfen warm oder kalt nur zum Frühstück gegessen werden und nur an alternierenden Tagen. Das Getreide sollte Vollgetreide und ungesüßt sein.

LEBENSMITTELAUSWAHL 71

1–1 1/2 Tassen kaltes Getreide (ungesüßt und aus Vollkorn):
Kleieflocken
Vollwertgetreide
Buchweizen (3 Eßlöffel)
Puffreis
Puffweizen
Geschroteter Weizen
Weizengrieß
Weizenkeime (3 Eßlöffel)
1 Tasse gekochtes Weizenmehl
1 Tasse gekochtes Hafermehl
1 Tasse gekochte Weizenflocken

Brot und Kleingebäck

Essen Sie Vollkornbrot. Roggenbrot ist eine weitere Option. Wenn Sie Vollkornbrot und -Kleingebäck nicht mögen, können Sie zu Grahambrot greifen. Aber denken Sie daran, es ist in hohem Maß glykämisch und nicht so gut wie andere Stärkeprodukte. Brot sollte zum Frühstück gegessen werden, wahlweise auch zum Mittagessen.

1 mittelgroßes Pitabrot aus Vollkornweizen
1 Scheibe Vollkornbrot
2 Stück Reisfrikadellen, ungesüßt, nicht aromatisiert
1 Scheibe Roggenbrot
1 Scheibe Grahambrot (aber nur, wenn Sie Vollkornbrot nicht mögen!)
1 Scheibe Vollkornbrot
3 Vollkornknäcke
1 kleine Vollkornsemmel, nur zum Mittag- und Abendessen und nur
    zweimal die Woche
2 Roggenbrötchen

Stärkehaltige Produkte

Stärkeprodukte sollten zum Mittag- oder Abendessen verzehrt werden. Frauen können stärkehaltige Kohlenhydrate jeden zweiten Tag verzehren, Männer täglich. Wenn Sie ein vegetarisches Gericht essen, muß es mindestens eines dieser stärkehaltigen Kohlenhydrate enthalten. Probieren Sie etwas Neues aus.

Getreide/Teigwaren/Reis

Getreide kann gedünstet, gekocht oder in der Mikrowelle zubereitet werden. Die Getreideportionen für Männer sind eine $^2/_3$ bis $^3/_4$ Tasse und für Frauen $^1/_2$ Tasse, außer es ist etwas anderes angegeben. Als Teil einer vegetarischen Mahlzeit können Männer $1^1/_2$ und Frauen 1 Tasse zu sich nehmen.

Gerste
Bulgur
Couscous
Kascha (geröstete Buchweizen-, Grieß- oder Reisgrütze)
Lang- oder Kurzkornreis, bevorzugt braun
Teigwaren jeder Art, nur zum Abendessen und nur zweimal die Woche

---

Reis gehört dazu

Essen Sie Nudelgerichte höchstens zweimal die Woche, weil sie in hohem Maß glykämisch und zu leicht resorbierbar sind. Sie können zum Abendessen, aber *niemals* zum Mittagessen, ein Nudelgericht verzehren. Ich schlage Ihnen etwas Neues zur Abwechslung vor, das überdies besser für Ihren Blutzuckerspiegel ist: Reis, wilder Reis, Thai- und Risottoreis – all diese Sorten passen gut zu Gemüse und Fleisch, insbesondere, wenn sie mit Knoblauch und Zwiebeln gegart werden. Laut einem in der *New York Times* erschienenen Artikel essen immer mehr Menschen Reis.

Stärkehaltige Gemüse

Stärkehaltige Gemüse können gedünstet, gegrillt (mit wenig Olivenöl) oder in der Mikrowelle zubereitet werden.

1 Portion Mais
$^1/_2$ Tasse grüne Erbsen
1 gebackene Kartoffel
1 Tasse Rüben
1 Tasse Winterkürbis (reif geernteter Kürbis)
$^2/_3$ Tasse Yamswurzel

Getrocknete Bohnen

Sie sind eine gute Proteinquelle für vegetarische Mahlzeiten, billig und überdies reich an Ballaststoffen. Die Portionsgrößen betragen eine ²/₃ bis ³/₄ Tasse für Männer und ¹/₂ Tasse für Frauen (sofern sie mit einem tierischen Protein zusammen gegessen werden). Die Portionen sind für vegetarische Mahlzeiten höher (siehe »Vegetarische Gerichte«, Seite 69). Bohnen in Dosen müssen nur noch mit einigen Zwiebeln, Knoblauch, Koriander oder anderen Gewürzen verfeinert werden. Frische Bohnen benötigen mehr Zeit für die Zubereitung, enthalten aber dafür keine Konservierungsstoffe.

Schwarze Bohnen	Adzukibohnen	Borlottibohnen
Kidneybohnen	Weiße Bohnen	Limabohnen, Linsen

Gemüseauswahl

Gemüse enthält wichtige Nährstoffe, darunter Kalzium und andere Mineralstoffe, Vitamine, Ballaststoffe und komplexe Kohlenhydrate. Sie sind kalorienarm und enthalten kein Fett, Salz oder Zucker. Frisches und gefrorenes Gemüse ist in jedem Fall besser als Gemüse in Dosen, das immer Salz enthält. Dunkelgrünes und gelbes Gemüse wie Brokkoli, Spinat und Karotten enthalten viele Vitamine und Mineralstoffe. Versuchen Sie, täglich einige dieser Gemüsesorten und solche mit einem hohen Vitamin-C-Gehalt zu essen. Sie sind in der Auflistung mit einem Stern gekennzeichnet.

Gemüse kann gedünstet, gebraten, geröstet oder gegrillt werden, wobei etwas Olivenöl zugesetzt wird. Eine halbe Tasse gekochtes Gemüse ist die minimale Menge und entspricht einer Tasse rohem Gemüse. Essen Sie mindestens zwei verschiedene Gemüsesorten zu einer Mahlzeit, entweder beide roh oder eines gekocht und das andere roh. Ein knackiger Salat zählt als Gemüse. Denken Sie daran, Gemüse *muß* sowohl zum Mittagessen als auch zum Abendessen gegessen werden. Einige dieser Gemüse zählen zu den schwer kaubaren Lebensmitteln (siehe die folgende Auswahl). Sie können zwischen den »fristgerechten« Snacks gegessen werden oder 30 bis 40 Prozent Ihrer Mahlzeit ausmachen. Die wichtigste Regel ist Abwechslung! Gemüse muß nicht langweilig sein.

Ruccola *
Japankohl (Pak-choi)
Kohl (grün oder rot)
Sellerie
Kichererbsen
Gurken
Löwenzahn
Endiviensalat
Eskariolsalat
Fenchel
Grüne Bohnen *
Topinamburknollen
Kohlrabi
Lauch
Pilze (jeder Art)
Okra
Zwiebeln
Paprika (jede Farbe) *
Schalotten
Spinat *
Sommerkürbis
Zucchini

Spargel *
Brokkoli *
Blumenkohl *
Chicorée
Rosenkohl *
Rettich
Aubergine (Hinweis: Auberginen saugen alles Öl oder Fett, das ihnen während des Kochens zugesetzt wird, wie ein Schwamm auf, also: je weniger, desto besser)
Grünkohl *
Kleine Salat- oder Gartengurken
Blattsalat (am besten roter Romana, je dunkler, desto besser, Eisbergsalat enthält die wenigsten Nährstoffe)
Radieschen
Tomaten (für Tomatensoße, Zucker und Fett weglassen; Tomaten sind besser als Soße, und Soße ist besser als Saft)

Schwer kaubare Lebensmittel

Dies sind Ihre Kontrollsnacks, Lebensmittel, die Sie zu bestimmten Zeiten essen müssen, das erste innerhalb von zwei Stunden nach dem Frühstück, um den Blutzuckerspiegel anzuheben und zu stabilisieren. Diese schwer kaubaren Lebensmittel sind die stärkste Waffe, die Sie haben. Kochen, schroten oder schneiden Sie diese Nahrungsmittel nicht. Je gröber und härter die Textur, um so besser. Denken Sie daran, kauen bewegt den Kiefer, was wiederum die Hirnanhangsdrüse stimuliert und somit eine konstante Hormonausschüttung bewirkt, die den Blutzuckerspiegel konstant hält. Die Mengen sind für Männer und Frauen gleich.

2 Karotten
10 Babykarotten
1 Tasse Stangenbohnen

1 mittelgroßer Apfel
1 mittelgroße Birne
2 Tassen Radieschen

1 Salatgurke
1 Tasse Blumenkohl
2 Stangen Sellerie
1 Tasse roter oder grüner Kohl

1 Tasse Brokkoli
1 Tasse Fenchel
4 kleine bis mittelgroße Spargelstangen

Leicht kaubare Lebensmittel

Diese Lebensmittel sind ein weiterer wichtiger Bestandteil der Stoffwechseldiät. Sie müssen in regelmäßigen Zeitabständen gegessen werden, das erste innerhalb drei Stunden nach dem Mittagessen und *nur am Nachmittag*. Leicht kaubare Snacks besitzen einen höheren Zuckergehalt als die harten, und wenn Ihr Blutzuckerspiegel nach dem Mittagessen noch nicht ganz ausgewogen ist, sorgen sie für einen langsamen Anstieg und ein stabiles Niveau. Sie können trotzdem noch einen schwer kaubaren oder statt dessen einen der nachfolgend genannten Snacks zu sich nehmen.

Hinweis: Vermeiden Sie überreife, weiche Früchte. Sie enthalten zuviel Zucker. Es gelten die gleichen Mengen für Männer und Frauen.

1 mittelgroßer Pfirsich
2 kleine Pflaumen
$1/2$ Grapefruit
4 kleine Aprikosen
$1/2$ kleine Kantalupe
1 mittelgroße Orange
$1 1/4$ Tassen Erdbeeren
$2/3$ Tassen Heidelbeeren, Himbeeren oder Brombeeren
1 mittelgroße Nektarine

Soforthilfen

Dies sind Lebensmittel, zu denen Sie greifen können, wenn die Eßgelüste überhaupt nicht verschwinden. Dies kann während der ersten fünf Tage der Umstellung passieren oder wenn der emotionale Hunger sich bemerkbar macht. Von den nachstehend aufgeführten Lebensmitteln nimmt man weder zu, noch haben sie Auswirkungen auf den Blutzuckerspiegel. Sie liefern die Süße, nach der Ihr Körper lechzt. Sie sollen das Verlangen zum Verschwinden bringen. Die Mengen sind die gleichen für Männer und Frauen.

1 Scheibe Kantalupe
$1/4$ Orange
$1/2$ ungesalzene Brezel
1 ungesalzener, ungesüßter Cracker
$1/2$ Scheibe Vollkornbrot
Alle Gemüse aus der Gemüseliste
1 Apfel oder 1 Birne (zusätzlich zu dem wie auch immer gewählten schwer kaubaren Snack)
Kräutertees (aber keine gesüßten)

Das Extra

Die »goldene Blutzucker-Regel« wird auf eine harte Probe gestellt, wenn der Zeitpunkt für das »Extra« naht. Vergessen Sie nicht, daß Sie die Wirkung Ihres Extras am nächsten Tag spüren werden, wenn es Zucker oder Alkohol enthalten hat. Seien Sie besonders vorsichtig bei Ihren Mahlzeiten und mit den Zeiten für Ihren schwer kaubaren Snack sowie beim Führen Ihres Tagebuchs, und verschaffen Sie sich ausreichend Bewegung. Bei einigen Menschen hat dieses Extra negative Auswirkungen. Wenn Sie ein echtes »Sugarbaby« sind, schlage ich vor, daß Sie zuckerhaltige Speisen (Desserts und süße Früchte) und Alkohol von der Liste Ihrer Extras streichen. Das gilt auch für Kohlenhydratsüchtige. Ein Zuckerstoß kann Ihren Blutzuckerhaushalt durcheinanderbringen. Lassen Sie also möglichst die Finger von Teigwaren, Keksen und Hefegebäck. Denken Sie daran, daß nur Sie diese Entscheidung treffen können. Sie haben sich unter Kontrolle, wenn Ihr Blutzuckerspiegel stimmt. Sobald Sie in das Programm eingestiegen sind, können Sie tun, was immer Sie wollen. Ein oder zwei Tage Regeneration von dem Extra sind ein geringer Preis.

Es gibt fünf Kategorien von Extras:
▶ Alkohol
▶ Appetithäppchen
▶ Reichhaltige Hauptgerichte
▶ Zusätzliche Stärkeprodukte
▶ Nachtisch

Hinweis: Menschen mit einem hohen Cholesterinspiegel oder Bluthochdruck sollten eine fettarme Diät einhalten, selbst bei den Extras.

Konsultieren Sie Ihren Hausarzt, bevor Sie Ihre Lieblingsspeise wählen.

Hier sind einige Empfehlungen für Ihre Extras:

Hummercremesuppe
Hühner-Nudel-Suppe
Kartoffelbrei
Ein Hamburger
Kalbskotelett mit Soße
Eine Portion Pasta mit einer beliebigen Soße
Ein üppiges Sandwich
Käse auf Baguette
Ein Thunfisch-Sesam-Sandwich
Szechuan-Hühnchen mit Brokkoli
Pochierte Muscheln
Sautierte Garnelen
Garnelencocktail
Aubergine mit Parmesan
Roastbeef mit Bratensoße
Tempura

Hotdog und Sauerkraut
Mehr Stärkeprodukte oder Fleisch
Teki-Maki (Thunfisch-Seetang-Röllchen)
Kakipflaume (Persimmone)
Ein Bloody Mary
Ein Glas Chardonnay
Ein Stück Saint-André-Käse
Ein Stück selbstgemachter Apfelkuchen
Ein Schokoladentrüffel
Marillenknödel
Eine Handvoll Walnüsse
Ein raffinierter Eisbecher
Schokoladen-Nuß-Eis
Joghurteis
Ein Bananenpie

Kurz, essen Sie, was Sie wollen, solange Sie die Regeln beachten!

Gewürzauswahl

Nehmen Sie diese Liste immer zur Hand, wenn Sie Ihre Mahlzeit würzen oder einen kalorienarmen Imbiß essen.
Alle Gewürze und Kräuter sind erlaubt. Natriumarme Produkte sind immer vorzuziehen und ein Muß, wenn Sie aufgrund eines Herzleidens in Behandlung sind. Alle Senfsorten außer gesüßtem oder Honigsenf; kein Ketchup! Es enthält zuviel Zucker. Verwenden Sie kaltgepreßtes Öl oder Öl erster Pressung. Gemüse- und entfettete Hühnerbrühe sind erlaubt, aber achten Sie auf den Natriumgehalt. Halten Sie sich an Vinaigrette-Salat-Dressings. Vermeiden Sie jede schwere Salatsoße wie French-, Russian-, Roquefort- oder Senfdressing.
Kräutertees sind gut, aber sie dürfen nicht gesüßt sein.
Alle Arten von Wasser sind erlaubt, aber keine Limonade.

Fettauswahl

Fett macht dick, aber es schmeckt auch gut. Und eine kleine Menge an ungesättigtem Fett täglich ist notwendig, um den Körper mit essentiellen Fettsäuren, die er selbst nicht produzieren kann, zu versorgen. Diese Fettsäuren verleihen dem Haar Glanz und sind gut für die Gesundheit. Ich empfehle einfach oder mehrfach ungesättigte Pflanzenöle, da sie am gesündesten sind. Die nachstehend aufgeführten Fette können sparsam in Salatdressings, zum Sautieren und Bestreichen von Gemüse vor dem Grillen oder Braten verwendet werden. Gelegentlich kann man auch Butter oder eine leichte Mayonnaise nehmen. Das Maß entspricht einem Teelöffel. Für die Herzgesundheit und zur Krebsverhütung sind Canola- und Olivenöl am besten.

Canolaöl Safloröl
Maiskeimöl Sojabohnenöl
Olivenöl Sonnenblumenöl
Erdnußöl

Gewichte und Maße

Kein Mensch nimmt eine Waage mit ins Restaurant. Auch macht es wenig Spaß, die Mahlzeiten immer abzuwiegen und abzumessen. Aber um sicherzugehen, daß die richtige Menge verwendet wird, sollte man das Essen ein einziges Mal wiegen und es danach abschätzen. (Sofern Sie zunehmen, wiegen Sie Ihr Essen erneut. Es könnten »Augenmaßportionen« sein.)

Hier einige Faustregeln:
85 g Eiweiß entspricht etwa einem Päckchen Karten
70 g Eiweiß entspricht etwa der Größe eines Hühnerschenkels
30 g entspricht etwa der Größe eines Teebeutels
70 g Hüttenkäse entspricht der Größe eines Golfballs
Eine mittelgroße Frucht, wie beispielsweise ein Apfel, besitzt die
    Größe eines Tennisballs.
Ein Eßlöffel besitzt etwa die Größe eines Fünfmarkstücks.
Ein Teelöffel besitzt etwa die Größe eines Zehnpfennigstücks.

LEBENSMITTELAUSWAHL 79

> **Gleicher Apfel, anderer Biß**
> Männer und Frauen unterscheiden sich nicht nur anatomisch, sondern auch physiologisch. Männer sind im allgemeinen größer als Frauen und können die Nahrung effizienter abbauen. Kurz, sie verdanken es ihren Hormonen, daß sie mehr fettverbrennende Muskeln als Fettgewebe besitzen. Sie können größere Portionen als Frauen essen, ohne dabei zuzunehmen. Frauen benötigen Ihre Fettdepots für die Schwangerschaft. Die Stoffwechseldiät nimmt auf diesen Unterschied Rücksicht.

Frauen

Frühstück: 30–60 g Eiweiß und 30 g Stärke
Mittagessen: 60–115 g Eiweiß (keine stärkehaltigen Kohlenhydrate, sofern sie zum Abendessen gegessen werden, und nur jeden zweiten Tag!)
Abendessen: 60–115 g Eiweiß (keine stärkehaltigen Kohlenhydrate, wenn Sie sie zum Mittagessen verzehrt haben, und nur jeden zweiten Tag!)
Fett: 1–3 Teelöffel
Obst: 2 Stücke (als Morgen- oder Nachmittagssnack)

(Im allgemeinen sollten die niedrigsten Mengen aus den Lebensmittellisten gewählt werden.) Sofern Sie mehr als 110 kg wiegen, fügen Sie jeder Mahlzeit rund 30 g Eiweiß hinzu. Stärkehaltige Kohlenhydrate können einmal täglich, entweder mittags oder abends, gegessen werden. Sie können auch eine weitere Frucht essen und die größere Eiweißportion zum Mittag- statt zum Abendessen verzehren.

Männer

Frühstück: 60 g Eiweiß und 30–60 g Stärke
Mittagessen: 85–115 g Eiweiß (stärkehaltige Kohlenhydrate sind für das Mittag- oder Abendessen erlaubt)
Abendessen: 85–170 g Eiweiß (stärkehaltige Kohlenhydrate sind für das Mittag- oder Abendessen erlaubt)
Fett: 3–6 Teelöffel
Früchte: 3 Stücke (als Morgen- oder Nachmittagssnack)

(Im allgemeinen sollten die höheren Mengen aus den Lebensmittellisten gewählt werden.) Wenn Sie mehr als 125 kg wiegen, können Sie noch etwa 30 g Eiweiß und eine weitere stärkehaltige Kohlenhydratportion zu jeder Mahlzeit essen. Sie können auch eine vierte Frucht wählen, sofern Sie sie brauchen, und die größere Portion zum Mittag statt zum Abendessen verzehren.

Auswahl für das Frühstück

(Frauen sollten die kleineren, Männer die größeren Portionsmengen wählen)

Eiweiß

Sie können entsprechend Ihrem Geschmack mischen und kombinieren, sollten aber die angegebenen Mengen nicht überschreiten. Essen Sie zum Beispiel eine Scheibe Käse und ein Ei.

2–3 Eiweiß
1 Eigelb und 2 Eiweiß
85–115 g Tofu
2–3 Teelöffel Butter
$1/3 - 3/4$ Tassen fettarmer Käse oder Quark
2 Scheiben fettarmer Käse
30–60 g Thunfisch oder Lachs in Wasser oder frisch
30–60 g Hühnchenfleisch ohne Haut
30–60 g Fisch
30–60 g Hartkäse (fettreich, also sparsam damit umgehen)

Stärkehaltige Kohlenhydrate

1 Scheibe Vollkornbrot
2 Reisfrikadellen
1 Scheibe Roggenbrot
1 Scheibe Grahambrot (aber nur, wenn Sie Vollkornbrot
   nicht mögen)

LEBENSMITTELAUSWAHL 81

Auswahl für das Mittag- und Abendessen

(Frauen sollten die kleineren, Männer die größeren Portionsmengen wählen.)

Eiweiß

Sie können entsprechend Ihrem Geschmack mischen und kombinieren, sollten aber die angegebenen Mengen nicht überschreiten. Beispielsweise können Sie 60 g Thunfisch und 85 g Hühnchen ohne Haut wählen.

1–2 Eier
2 Eiweiß
2 Eiweiß und 1 Dotter
$1/3 – 1/4$ Tasse fettarmer Hüttenkäse oder Quark
30–60 g Hartkäse (nicht mehr als 60 % Fett)
1–2 Scheiben fettarmer Käse
  60–145 g Thunfisch oder Lachs, in Wasser oder frisch
  60–145 g Fisch jeder Art, gegrillt, geräuchert, gekocht oder pochiert
  60–145 g Hühnchen ohne Haut
  60–145 g Truthahn ohne Haut, geräuchert oder frisch
115–145 g Tofu
  60–145 g Hühnerfleisch ohne Haut
  60–145 g Schaltiere wie Hummer, Garnelen oder Venusmuscheln
  60–145 g mageres Rindfleisch, Schweinefleisch oder Lamm

(Versuchen Sie diese fettreicheren Proteine einzuschränken. Wenn Sie bisher sechsmal wöchentlich rotes Fleisch gegessen haben, sollten Sie diese Menge auf ein- oder zweimal wöchentlich reduzieren, haben Sie es nur einmal wöchentlich verzehrt, reduzieren Sie es auf ein- oder zweimal monatlich.)

Gemüse

Jedes beliebige stärkefreie Gemüse, entweder gedünstet, gegrillt, gebraten oder roh in einem Salat. Essen Sie mindestens zwei Portionen Gemüse zum Abendessen.

Stärke-Kohlenhydrate

(Zum Abend- oder Mittagessen, täglich für Männer, jeden zweiten Tag für Frauen)

1 mittelgroße Folienkartoffel
   $1/2 - 1$ Tasse brauner Reis
   $1/2 - 1$ Tasse Teigwaren (nur zum Abendessen)
$1/2 - 3/4$ Tasse Mais
$1/2 - 3/4$ Tasse Erbsen
   $1/2 - 1$ Tasse Roggen, Kascha oder andere Getreide
   $1/2 - 1$ Tasse Couscous
$1/2 - 3/4$ Tasse Bohnen (gelbe, weiße, schwarze oder Kidneybohnen)

KAPITEL 4

FÜNF TAGE, DIE IHR LEBEN VERÄNDERN

Martha befand sich in einem schlimmen Zustand, als sie zum erstenmal in meine Praxis kam. Die Einundvierzigjährige wog zwanzig Pfund zuviel, war depressiv und nervös und klagte über ihre Gesundheit. Sie versicherte mir, alles versucht zu haben, aber irgendwie hatte sie es nicht geschafft, ihre Figur zu halten. Sie fühlte sich als Versagerin. Sie erzählte mir, daß sie schon ihr ganzes Leben lang übergewichtig gewesen sei und sich Sorgen um ihr Aussehen gemacht habe. Das untergrub ihr Selbstvertrauen. Sie hatte kein Glück mit Beziehungen, und ihre finanzielle Lage war chaotisch. Trotz ihrer Intelligenz und Begabung hatte sie nach dem College nur einen Verkäuferinnenjob nach dem anderen angenommen. Es gab nichts, was ich nicht schon vorher von anderen Patienten gehört hätte, und ich wollte ihr helfen. Als Martha sich bewußt wurde, daß es ihr Körper war, der sie von einer Diät in die nächste trieb, schöpfte sie wieder Hoffnung und freute sich, daß das Problem nicht nur in ihrem Kopf existierte, sondern auch physiologische Ursachen hatte. Ich sagte ihr – was ich allen sage und auch hier in diesem Buch ausführe –, daß sich innerhalb von fünf Tagen ihr Leben verändern würde.

DER TAG DAVOR

Meinen herzlichen Glückwunsch! Sie haben sich entschlossen, die Stoffwechseldiät zu beginnen. Aber zuvor sollten Sie einige Dinge bedenken, um den Erfolg sicherzustellen. Zeitplanung ist wichtig, aber man hat die aktuelle Situation nicht immer unter Kontrolle. Krankheit, familiäre Probleme, Arbeitsdruck, ja sogar positiver Streß, wie etwa eine Beförderung können uns dazu veranlassen, Süßigkeiten in uns hineinzustopfen. Wir können den Streß nicht ändern, aber die Art, damit umzugehen. Es gibt bestimmte Streßsituationen, die wir abschätzen können, etwa die Hochzeit eines Freundes, ein Klassentreffen, ein wichtiges Gespräch mit dem Arbeitgeber, eine vorher gebuchte Kreuzfahrt in die Karibik. Weil wir den genauen Zeitpunkt dieser Ereignisse kennen, sind wir in der Lage, sie im voraus durchzuplanen.

Das bringt uns zur Stoffwechseldiät. Warum sollten Sie damit beginnen, wenn Sie schon wissen, daß Sie auf eine Hochzeit oder Party gehen? Was machen da schon ein paar Tage mehr aus? Suchen Sie sich eine Zeit aus, in der Sie keine Verpflichtungen haben. Kaufen Sie sich ein Notizbuch, das Sie als Ernährungstagebuch verwenden, oder fotokopieren Sie die leeren Ernährungstagebuchseiten am Ende dieses Buches.

Ein weiterer Vorschlag: Besorgen Sie sich am Abend vor Beginn der Stoffwechseldiät knackige Karotten, saftige Melonen, leuchtendrote Äpfel und fleischige Birnen. Tun Sie sich etwas Gutes. Sie sind dabei, Ihrem Leben eine neue Wendung zu geben. Überlegen Sie sich, was Sie am Morgen essen werden. Legen Sie sich Ihre schwer kaubaren Snacks bereit.

Der erste Tag

Es ist soweit! Sie wachen auf – und natürlich ist keine Zeit für das Frühstück. Vermutlich müssen Sie warten, bevor Sie Ihre Diät beginnen können. Nein! Legen Sie einfach eine Scheibe fettarmen Käse auf eine Scheibe Vollkornbrot, schnappen Sie sich zwei Karotten und einen Apfel, und stecken Sie das Ganze zusammen mit Ihrem Terminkalender in den Aktenkoffer. Das ist schon alles.

Ich bat Martha damals, mich während der Woche anzurufen, falls Probleme auftreten sollten. Natürlich klingelte gleich am Vormittag ihres ersten Tags das Telefon. Sie war angespannt, nervös und dachte nur über Essen nach. Ich empfahl ihr, tief durchzuatmen und »es einfach zu tun«. Um Essensgelüste in den Griff zu bekommen, hilft bereits eine kleine Menge Obst oder Stärke: ein Stück Orange oder eine halbe Brezel. Mehr darüber bei »Soforthilfen«, Seite 75 f. All die dort aufgeführten Lebensmittel helfen Ihnen über die Eßgelüste hinweg, ohne daß Ihr Blutzuckerspiegel beeinträchtigt wird. Sie bringen Sie fürs erste aus der »Gefahrenzone«.

In den ersten Tagen könnte Ihr Verlangen nach Essen intensiver sein, denn Ihr Körper macht eine tiefgreifende Veränderung durch. Es dauert etwa fünf Tage, bis sich der Blutzuckerspiegel eingependelt hat. Die Eßgelüste lassen nach, ich verspreche es Ihnen! Führen Sie weiter Ihr Ernährungstagebuch. Planen Sie Ihre Mahlzeiten und Snacks, und warten Sie ab.

1. Wiegen Sie sich – und dann verstecken Sie die Waage im Badezimmer.
2. Bereiten Sie sich Ihre Mahlzeiten und Zwischenmahlzeiten so einfach wie möglich zu, so daß Sie nicht über die Diät oder das Essen nachdenken müssen. Nehmen Sie Ihre Snacks mit, wo immer Sie hingehen. Planen Sie voraus, sonst führt Ihr Weg Sie unweigerlich in die Bürocafeteria!
3. Notieren Sie in Ihrem Ernährungstagebuch, wie sich Ihr Körper verändert.
4. Am Ende des ersten Tages legen Sie sich Ihr Essen für den nächsten Tag zurecht, und zwar nach dem Abendessen. Dies hilft bei der Organisation und Vorausplanung.
5. Vorausplanung beinhaltet auch das Abwiegen der verschiedenen Lebensmittel – erstmalig und einmalig, so daß Sie ein Gespür für die Portionsgröße bekommen, auch ohne Waage und Meßlöffel.
6. Machen Sie sich keine Gedanken über das Programm oder wie Sie sich fühlen. Sagen Sie sich, es dauert nur fünf Tage, und auch diese gehen vorüber.

Tag 1: Vorschlag für Frauen

▶ Frühstück (7.30 Uhr):
60 g fettarmer Cheddarkäse,
1 Scheibe Mehrkornbrot
▶ Schwer kaubarer Snack (9.30 Uhr):
10 Babykarotten
▶ Schwer kaubarer Snack (11.30 Uhr):
1 Tasse (1 gute Handvoll) Gartenbohnen
▶ Mittagessen (12.30 Uhr): gemischter Salatteller:
ein großer Salat, zerkleinert, mit 115 g Truthahnscheiben,

angemacht mit Balsamico und 2 Teelöffel Olivenöl, dazu Sellerie zur »Versiegelung« des guten Blutzuckerspiegels (BZS);
1 Brötchen (30 g)
▶ Leicht oder schwer kaubarer Snack (15.30 Uhr):
1 mittelgroße Orange
▶ Abendessen (18.00 Uhr): Chinapfanne: $1/2$ Tasse brauner Reis mit gedünsteten Gemüsen und 170 g Bohnenquark (Tofu)

Kommentar zu Tag 1: »Ich fühle mich wie auf einem anderen Planeten. Ein bißchen benebelt, ein bißchen unkonzentriert, aber ausgesprochen stolz auf meine Leistung!«

Tag 1: Vorschlag für Männer

▶ Frühstück (7.00 Uhr): 60 g fettarmer Hartkäse, 2 Scheiben Mehrkornbrot
▶ Schwer kaubarer Snack (9.00 Uhr):
10 Babykarotten
▶ Schwer kaubarer Snack (11.00 Uhr):
1 Tasse (eine gute Handvoll) Gartenbohnen
▶ Mittagessen (12.30 Uhr):
1 gemischter Salat: großer Salat, zerkleinert, mit 85 g Truthahnscheiben und einem aufgeschnittenen Ei (und Sellerie zur »Versiegelung« des BZS), angemacht mit Balsamico und 2 Teelöffel Olivenöl, dazu ein Vollkornbrötchen
▶ Leicht oder schwer kaubarer Snack (15.30 Uhr):
1 mittelgroße Orange
▶ Leicht oder schwer kaubarer Snack (18.00 Uhr):
1 Birne
▶ Abendessen (19.00 Uhr):
Chinapfanne: $2/3$ Tasse brauner Reis mit gedünstetem Gemüse, 1 Teelöffel Olivenöl, 170 g Bohnenquark (Tofu)

Kommentar zu Tag 1: »Ich hatte schwer zu kauen an meinem zweiten Nachmittagssnack. Ich weiß, es spielt keine Rolle nachmittags, und ich hatte Gelüste auf eine Birne. Leicht zu befolgen. Da ich um 19.00 Uhr zu Abend aß, mußte ich den zweiten Snack haben. So weit, so gut. Nur ein wenig verlockend, als S. einen selbstgebackenen Kuchen brachte, aber der schwer kaubare Snack bewahrte mich davor.«

> **Mein Plan ist Ihr Plan**
>
> Ich kann Ihnen zahllose Punkte nennen, wie Sie Ihren Blutzuckerspiegel verbessern können, aber wenn ich sie Ihnen alle auf einmal auflliste, verlieren Sie das Interesse und geben auf. Besser ist es, Ihnen zehn gute Ratschläge zu geben, die Sie dann auch befolgen können. Sie werden die Stoffwechseldiät einfach machen wollen, nicht weil ich sie Ihnen empfohlen habe, sondern weil Sie es selbst möchten. Und das ist für mich der größte Erfolg.

DER ZWEITE TAG

Der Wecker klingelt um 7.30 Uhr. Sie strecken sich und denken an das Frühstück: Heidelbeerpfannkuchen mit Sirup und eine Scheibe Schinken. Was ist bloß los? Sie denken mehr ans Essen als gestern. Sie sind damit nicht allein. Martha rief mich am zweiten Tag mit genau der gleichen Sorge an, und so ergeht es Tausenden anderer Patienten. Denken Sie daran, in Ihrem Körper vollzieht sich eine unglaubliche Veränderung, ihr Blutzuckerspiegel kommt wieder ins Lot. Springen Sie nicht ab. Falls es Ihnen sehr schlecht geht, sollten Sie an die »Soforthilfe«-Liste denken (Seite 75 f.). Machen Sie Gebrauch von ihr, dafür ist sie da. Lassen Sie Ihrer Phantasie freien Lauf. Ein Zettel am Badezimmerspiegel, eine Notiz an der Tür erinnern Sie daran, Ihre Snacks zur Arbeit mitzunehmen.

Programm für den zweiten Tag

1. Verwenden Sie eine »Soforthilfe«, wenn Sie sie brauchen. Holen Sie sich den Zucker aus einem Schnitz Orange oder die Kohlenhydrate aus einer halben, ungesalzenen Brezel.
2. Bestrafen Sie sich nicht, wenn Ihnen ein Fehler unterläuft. Dies ist ein Programm, bei dem es keine Schuldigen gibt.
3. Bleiben Sie aktiv. Gehen Sie zu Ihrer täglichen Routine im Büro über. Pflegen Sie sich. Gehen Sie früh zu Bett. Denken Sie daran, Sie sind schon fast am Ziel.

4. Notieren Sie in Ihrem Ernährungstagebuch, was Sie gegessen haben und wie Sie sich fühlen.
5. Halten Sie Ihre Mahlzeiten weiterhin einfach. Bereiten Sie Ihre leicht und schwer kaubaren Snacks für den nächsten Tag vor, und legen Sie sie in den Kühlschrank.
6. Vergessen Sie Ihr Mineralwasser nicht.
7. Sagen Sie sich, daß Sie sich morgen besser fühlen werden als jemals zuvor.

Tag 2: Vorschlag für Frauen

- Frühstück (7.30 Uhr):
  eine Schüssel geschroteter Weizen mit 1 Tasse Magermilch
- Schwer kaubarer Snack (9.30 Uhr):
  eine gute Handvoll Rotkohl
- Schwer kaubarer Snack (11.30 Uhr):
  1 Apfel
- Mittagessen (13.00 Uhr):
  Grillgemüse, mit einer kleinen Menge Olivenöl bestrichen (einschließlich einer rohen, schwer kaubaren Karotte, um den Blutzuckerspiegel zu konsolidieren), 115 g gegrillte Scampi; 1 Roggenbrötchen
- Soforthilfe (14.30 Uhr):
  1 Schnitz Orange
- Leicht oder schwer kaubarer Snack (16.00 Uhr):
  $1/2$ Kantalupe
- Abendessen (19.00 Uhr):
  $2/3$ Tasse gedünstete schwarze Bohnen mit Zwiebeln, Knoblauch, Pfeffer und Koriander, $1/2$ Tasse gekochter brauner Reis, gemischter grüner Salat mit Balsamico
- Soforthilfe (20.30 Uhr):
  2 Selleriestangen

Kommentar zu Tag 2: »Ich fühlte mich erleichtert, nicht mehr alles abwiegen zu müssen. Aber es ist schwerer dabeizubleiben als gestern. Die ›Soforthilfe‹ hat mir geholfen. Ich bleib' dran!«

Tag 2: Vorschlag für Männer
- Frühstück (7.30 Uhr nach Sport):
  eine Schüssel geschroteter Weizen, bedeckt mit 1 Tasse fettarmer Milch
- Schwer kaubarer Snack (9.30 Uhr):
  eine gute Handvoll Rotkohl
- Schwer kaubarer Snack (11.30 Uhr):
  1 Apfel
- Mittagessen (13.00 Uhr):
  Grillgemüse, bestrichen mit Olivenöl (einschließlich einer rohen, schwer kaubaren Karotte), 115 g gegrillte Scampi, 1 kleine Semmel
- Leicht oder schwer kaubarer Snack (16.00 Uhr):
  $^1/_2$ Kantalupe
- Leicht oder schwer kaubarer Snack (19.00 Uhr):
  1 Apfel
- Abendessen (19.30 Uhr):
  $^2/_3$ Tasse gedünstete schwarze Bohnen mit Knoblauch, Zwiebeln, Pfeffer und Koriander, 1 Tasse gekochter brauner Reis, gemischter grüner Salat mit Balsamico und Olivenöl

Kommentar zu Tag 2: »Der Sport half. Ich hatte immer noch Eßgelüste, aber die Motivation war stark. Aus irgendeinem Grund mochte ich den schwer kaubaren Snack am Nachmittag. Er gab mir mehr Energie.«

DER DRITTE TAG

Es ist soweit. Nun sollten Sie Energie, Vitalität und Zuversicht in sich spüren. Zum erstenmal haben Sie morgens nicht ans Essen, sondern vielleicht nur ans Wetter gedacht. Und in der Ecke sehen Sie Ihren Stepper stehen. Sie haben ihn gestern nicht benutzt, aber heute können Sie sich vorstellen, es zu tun. Sie denken ernsthaft daran, an das Gerät zu gehen. Es braucht etwa 48 bis 72 Stunden, bis ein ausgeglichener Blutzuckerspiegel erreicht ist. Am dritten Tag fangen Sie an, sich gut zu fühlen, mehr Energie und Spannkraft zu entwickeln und langsam Gewicht zu verlieren.

1. Lachen Sie. Sie werden eine wirkliche Veränderung in Ihrer Einstellung und inneren Spannkraft spüren.
2. Führen Sie Ihr Ernährungstagebuch weiter, und schreiben Sie Ihre positiven Emotionen auf.
3. Überlegen Sie sich einen Sport, den Sie betreiben könnten, wenn Sie frei haben; etwas, was Sie schon als Kind gern getan hätten, etwa Reiten.
4. Bevor Sie Ihren Tag beginnen, setzen Sie sich im Bett auf, und schließen Sie die Augen. Atmen Sie tief durch, genießen Sie das Wohlbefinden in Körper und Geist.

Nur eine Frage des Einkaufs

Eine meiner Patientinnen weiß, wann sie schwach wird: wenn der Gemüsevorrat zu Ende geht. Ihre Gedanken wandern dann zu Schokoladenriegel oder weichem Brie mit knusprigem Baguette. Wenn der Blutzuckerspiegel dieser Patientin im Gleichgewicht ist, sucht sie regelmäßig den Gemüseladen auf und kauft sich frische Lebensmittel. Wenn sie ihr ausgehen, ist es an der Zeit, sich Gedanken zu machen, wieder auf den richtigen Kurs zu kommen.

Tag 3: Vorschlag für Frauen

- ▶ Frühstück (8.00 Uhr nach Workout auf einem Stepper):
  1 Scheibe Vollkornbrot mit 2 Teelöffel ungesüßtem Brotaufstrich auf Nußbasis
- ▶ Schwer kaubarer Snack (10.00 Uhr):
  10 Babykarotten
- ▶ Mittagessen (12.00 Uhr):
  $1/2$ Tasse Couscous, 1 gegrilltes Lammkotelett, gemischter Salat (mit Rettichstücken), angemacht mit Balsamico und 2 Teelöffel Olivenöl, gedünstetes Gemüse, 1 Flasche Pellegrino
- ▶ Leicht oder schwer kaubarer Snack (15.00 Uhr):
  $1 1/4$ Tassen Erdbeeren
- ▶ Leicht oder schwer kaubarer Snack (18.00 Uhr): 1 Apfel
- ▶ Abendessen (19.00 Uhr): Vegetarische Mahlzeit:
  1 Teller Linsensuppe, 1 große Platte gedünstetes gemischtes Gemüse mit 1 Teelöffel Öl, Perrier und Limonensaft

Kommentar zu Tag 3: »Es beginnt. Ich kann es spüren. Es ist so, als ob man totes Gewicht oder einen besonders schweren Koffer verloren hat. Ich bin frei. Ich wage es kaum auszusprechen. Die Eßgelüste sind verschwunden.«

Tag 3: Vorschlag für Männer

- ▶ Frühstück (7.30 Uhr nach Sport):
2 Scheiben Vollkornbrot, 1 1/2 Teelöffel ungesüßter Brotaufstrich auf Nußbasis
- ▶ Schwer kaubarer Snack (9.30 Uhr): 10 Babykarotten
- ▶ Schwer kaubarer Snack (11.00 Uhr): 1 Apfel
- ▶ Mittagessen (12.30 Uhr):
3/4 Tasse Couscous, 1 mittleres gegrilltes Lammkotelett, gedünstete Zucchini, gemischter grüner Salat (mit 1 Tasse roher Brokkolistücke) mit 2 Teelöffel Vinaigrette-Dressing
- ▶ Leicht oder schwer kaubarer Snack (15.00 Uhr):
1 1/4 Tassen Erdbeeren
- ▶ Soforthilfe (15.30 Uhr): 1/2 Brezel ohne Salz
- ▶ Abendessen (18.00 Uhr): Vegetarische Mahlzeit:
1 Teller Linsensuppe, 1 große Platte gedünstetes gemischtes Gemüse, 1 Scheibe Vollkornbrot, 1 große Flasche Mineralwasser

Kommentar zu Tag 3: »Irgendwie war es heute schwieriger als gestern. Ich benötigte in der Tat eine ›Soforthilfe‹. Ich höre in meinen Körper hinein. Er verändert sich. Ich weiß, dies geht vorüber. Alles schmeckt besser, sogar das Wasser.«

Der zweite Versuch

Obwohl während der Stoffwechseldiät wenig Rückfälle auftreten, kann auch sie sie nicht ganz verhindern. Rückfälle sind menschlich. Sie können daraus lernen. Nennen Sie es Praxis. Sie werden überrascht sein, wie Ihr Selbstbewußtsein wächst, wenn Sie wieder auf den richtigen Weg zurückfinden. Nach einigen Wochen Stoffwechseldiät wird Ihr Blutzuckerspiegel immer weniger aus dem Gleichgewicht geraten. Und wenn diese besonders schwierigen Zeiten auftreten, werden Sie sie sehr rasch überwinden.

Der vierte Tag

Nun kommen Sie in den Rhythmus. Sie bewegen sich müheloser und können jetzt an einer Bäckerei vorübergehen, ohne die Croissants im Fenster zu bemerken. Aber warten Sie es ab, sobald es dunkel wird, geraten Sie in Panik. Es ist Wochenende. Wird dieses gute Gefühl anhalten? Werden die Eßgelüste Ruhe geben? Was Sie benötigen, ist eine gut ausgearbeitete Strategie, um die nächsten zwei Tage zu überstehen. Es ist nun an der Zeit, sich zu belohnen. Hier einige meiner Vorschläge:

- ▶ Gehen Sie in einen Kinofilm, den Sie schon immer sehen wollten.
- ▶ Rufen Sie einen Freund an, den Sie schon lange nicht mehr gesehen haben.
- ▶ Lesen Sie einen guten Thriller oder eine schöne Liebesgeschichte.
- ▶ Schreiben Sie sich für einen Gymnastikkurs ein, den Sie schon immer mal besuchen wollten.
- ▶ Gehen Sie zu Maniküre und Pediküre.
- ▶ Gehen Sie zur Massage.
- ▶ Gehen Sie ausgiebig einkaufen, oder machen Sie nur einen Schaufensterbummel.
- ▶ Spielen Sie eine Partie Tennis.
- ▶ Gehen Sie spazieren.
- ▶ Machen Sie einen Radausflug.
- ▶ Besuchen Sie ein Museum.

1. Merken Sie, wie gut Sie sich allmählich fühlen?
2. Sagen Sie sich immer wieder, daß Sie nur noch einen Tag von einem ausgeglichenen Blutzuckerspiegel entfernt sind und dem Ziel – dem Ende Ihrer Eßgelüste – schon sehr nahe.
3. Nehmen Sie sich Zeit festzustellen, wie gut Sie sich fühlen. Sie sind nicht einmal hungrig.
4. Probieren Sie einen Rock oder eine Hose, die vor einer Woche noch zu eng waren.
5. Schreiben Sie weiterhin in Ihr Tagebuch, was Sie fühlen und was Sie gegessen haben.

Tag 4: Vorschlag für Frauen

- Frühstück (7.30 Uhr):
  2 Scheiben Truthahnfleisch, 1 Scheibe Mehrkornbrot
- Schwer kaubarer Snack (9.30 Uhr): 2 Stangen Sellerie
- Schwer kaubarer Snack (11.30 Uhr): 1 Apfel
- Mittagessen (12.30 Uhr):
  1 Dose Thunfisch in Wasser mit Kopfsalat, Tomate und Senf, Salat (mit rohen Karottenscheiben) und 1 Teelöffel Vinaigrette-Dressing, 1 Scheibe Roggenbrot
- Leicht oder schwer kaubarer Snack (15.30 Uhr): 2 Tangerinen
- Abendessen (18.00 Uhr):
  Chinapfanne: Gedünstete Gemüse, Hühnchen und brauner Reis

Kommentar zu Tag 4: »Ich kann es nicht glauben. Ein Wochenende – und ich stehe früh auf, weil ich Spaß am Leben habe. Ich fühle mich großartig. Ich war bei der Gymnastik. Ich habe mich mit einem Freund zum Mittagessen getroffen und später einen Kinofilm gesehen – und ich hatte kein Verlangen nach Popcorn! In der Tat, ich habe nicht einmal eine ›Soforthilfe‹ gebraucht. Es genügte eine Flasche Wasser.«

Tag 4: Vorschlag für Männer

- Frühstück (8.30 Uhr):
  2 Scheiben Truthahnfleisch, 1 Scheibe Mehrkornbrot
- Schwer kaubarer Snack (10.30 Uhr): 2 Stangen Sellerie
- Mittagessen (12.30 Uhr):
  1 Hamburger mit Kopfsalat, Tomate und Senf auf Pitabrot, Salat (mit Karottenstreifen) und Vinaigrette-Dressing
- Leicht oder schwer kaubarer Snack (15.30 Uhr): 1 Apfel
- Abendessen (18.00 Uhr): Chinapfanne:
  Gedünstete Gemüse, Muscheln und Scampi, brauner Reis

Kommentar zu Tag 4: »Ich fühle mich großartig. Ich kann es nicht glauben. So gut habe ich schon lange nicht mehr geschlafen. Ich habe mich an Wasser gewöhnt. Ich mußte nachts nicht einmal auf die Toilette gehen. Meine Haut sieht besser aus. Mein ganzes Aussehen verändert sich. Ich habe den Tag mit Spazierengehen verbracht, nur mit Spazierengehen in der Stadt!«

Der fünfte Tag

Ich werde nie Marthas Gesicht vergessen, als sie wieder in meine Praxis kam. Ihre Gesichtshaut war glatt und hatte einen matten Schimmer, das aufgedunsene Aussehen war verschwunden. Sie hätte es sich vor fünf Tagen nicht einmal vorstellen können, sich so gut zu fühlen, ohne auf etwas verzichten zu müssen, sagte Martha und lachte. Sie hatte die Waage aus dem Badezimmer verbannt und drei Pfund verloren. Obwohl sie das glücklich machte, ging Martha darüber mit einem Achselzucken hinweg. Die Zuversicht, die sie gewonnen hatte, wog viel mehr als ein paar Pfunde.

1. Führen Sie Ihr Ernährungstagebuch weiter.
2. Nun ist es an der Zeit, sich erneut zu wiegen. Notieren Sie, wieviel Sie in den vergangenen fünf Tagen abgenommen haben.
3. Planen Sie die nächste Woche – und wann Sie Ihr »Extra« essen wollen. Vergessen Sie nicht, nun befindet sich Ihr Blutzuckerspiegel in einem guten Zustand. Sie können jedes Extra essen, das Sie wollen.
4. Belohnen Sie sich mit etwas Besonderem, etwa einem Kinofilm, einer Eintrittskarte für ein Tennismatch, einer Stunde Freizeit von den Kindern.
5. Gratulieren Sie sich selbst. Sie haben die Stoffwechseldiät zu einem Bestandteil Ihres Lebens gemacht.

Was ist ein Brunch?

Es ist beliebt, am Samstag oder Sonntag das Frühstück und das Mittagessen zusammenzulegen. Die Stoffwechseldiät kennt das Wort Brunch nicht. Sie nehmen einfach Ihr Frühstück ein, wenn Sie aufwachen, und machen dann das Sonntagsbuffet zu Ihrem Mittagessen. So bleibt Ihr Blutzuckerspiegel den ganzen Tag über in einem normalen Bereich und konstant.

Tag 5: Vorschlag für Frauen (Wochenende)
- Frühstück (10.30 Uhr):
  eine Schale Puffweizen in 1 Tasse fettarmer Milch
- Mittagessen (12.30 Uhr):
  Gegrilltes Gemüse einschließlich einer rohen Karotte und
  1 Teelöffel Öl, 85 g pochierter Lachs
- Schwer kaubarer Snack (14.30 Uhr): 1 Apfel
- Leicht oder schwer kaubarer Snack (16.30 Uhr):
  10 Babykarotten
- Leicht oder schwer kaubarer Snack (18.30 Uhr):
  1 Handvoll Bohnen
- Abendessen (19.30 Uhr):
  2 Tassen Nudeln mit Tomaten und Basilikumsoße,
  1 großer Salat mit Öl und Essig, $^1/_2$ Tasse Heidelbeeren zum
  Nachtisch, 1 Flasche Pellegrino

Kommentar zu Tag 5: »Ich habe tatsächlich heute, an einem Sonntag, Gymnastik gemacht. Es war ganz einfach, als ob ich es immer getan hätte. Ich schlief aus und hielt trotzdem noch meinen Plan ein. Wirklich, nun habe ich es begriffen, die Diät ist spitze!«

Tag 5: Vorschlag für Männer (Wochenende)
- Frühstück (10.30 Uhr):
  eine Schale Puffweizen mit 1 Tasse Magermilch
- Mittagessen (12.30 Uhr): 1 Stück Pizza,
  gemischter Salat mit Balsamico und etwas rohem Sellerie
- Schwer kaubarer Snack (14.30 Uhr): 1 Apfel
- Leicht oder schwer kaubarer Snack (16.30 Uhr):
  1 Birne
- Leicht oder schwer kaubarer Snack (18.30 Uhr):
  2 Karotten
- Leicht oder schwer kaubarer Snack (19.30 Uhr):
  1 Handvoll Blumenkohlröschen
- Abendessen (20.00 Uhr): Pasta primavera mit wenig Olivenöl,
  1 großer Salat mit Balsamico und frischem gehacktem Oregano,
  1 Tasse Himbeeren, Espresso, 1 Flasche Pellegrino mit Zitrone

Kommentar zu Tag 5: »Unglaublich. Ich schlief lange und aß eine Pizza, machte Gymnastik, ging aus zum Abendessen, bestellte mir sogar einen Nachtisch – und das soll eine Diät sein. Ein Traum wurde Wirklichkeit.«

Meine persönlichen Diättips

- ▶ Verzichten Sie zu Beginn der Diät vollständig auf Alkohol und zuckerhaltige Lebensmittel. Ihr Blutzuckerspiegel ist noch nicht ideal, und Sie sind anfällig für Eßgelüste. Sie brauchen fünf Tage, um genau feststellen zu können, ob Ihr Blutzuckerspiegel ausgeglichen ist.
- ▶ Warten Sie bis zur zweiten Woche, bis Sie sich Ihre Extras genehmigen. Denken Sie an Regel Nr. 1. Sie müssen sich in einem guten Blutzuckerstatus befinden, sonst essen oder trinken Sie zuviel, und es wird sehr schwirig, wieder auf den richtigen Weg zurückzufinden.
- ▶ Wenn Sie irgendwelche sozialen Verpflichtungen außer Haus haben, bedeutet das nicht, daß Sie Ihr Diätprogramm vernachlässigen müssen. Wenn Sie zum Essen ausgehen, verzichten Sie einfach auf Alkohol oder den Nachtisch, und bestellen Sie solche Gerichte, die zu Ihrer Diät passen.
- ▶ Ein weiterer Tip: Wenn ein bevorstehendes Ereignis Sie nervös macht, nehmen Sie Ihre Snacks und Ihr Abendessen ein, bevor Sie ausgehen. Sie geraten dann weniger in Versuchung, über die Stränge zu schlagen. Und verzehren Sie vor Ihrer Ankunft noch rasch einen schwer kaubaren Snack. Wenn Sie mit dem Programm vertrauter sind und Ihre Körperchemie stimmt, werden Sie bestimmt keine Probleme mehr haben, mit dem Essen zu warten und erst auf der Party zuzugreifen. Sie werden keinen weiteren Gedanken daran verschwenden.
- ▶ Würzen Sie die Mahlzeiten der ersten fünf Tage gut. Tunken Sie das Gemüse in Salsa, und bestreichen Sie den Thunfisch mit Senf. Salate kann man ganz ausgezeichnet mit frischen oder trockenen Gewürzmischungen geschmacklich verbessern.

Wenn Sie die fünf Tage überstanden haben, werden auch Sie bereit sein, Ihr Leben und damit Ihr Aussehen zu verändern. Und Sie werden sich fragen, warum Sie so lange damit gewartet haben. In weniger als einer Woche sind drei Viertel der Gründe, die Sie bisher nach bestimmten Lebensmitteln haben greifen lassen, weggefallen. Nun können wir uns dem restlichen Viertel zuwenden, das ich als »emotionalen Hunger« bezeichne.

KAPITEL 5

DER EMOTIONALE HUNGER – IHR PERSÖNLICHER DICKMACHER

Herzlichen Glückwunsch! Sie haben die fünf Tage zur Erreichung eines stabilen Blutzuckerstatus hinter sich gebracht und fühlen sich wunderbar! Sie haben Energie und Selbstvertrauen gewonnen. Aber warten Sie noch einen Augenblick. Was ist mit dem Schokoriegel, den Sie gestern abend bei Ihrer Mutter gegessen haben, als sie an Ihrem neuen Haarschnitt Kritik übte und Sie sich plötzlich ganz klein fühlten? Oder dem Champagner, den Sie unbedingt bei der Hochzeit trinken mußten, als Sie Ihren Exfreund mit seiner neuen (jüngeren) Freundin trafen? Wenn es nur physiologische Gründe für das Verlangen nach bestimmten Lebensmitteln gäbe, wäre mein Buch bereits zu Ende. Aber da ist noch etwas anderes im Spiel, nämlich dieser »Saboteur« im Kopf, der persönliche Dickmacher, den ich als »emotionalen Hunger« bezeichne und der in der Lage ist, jede Diät zu unterlaufen. Er kann sich jederzeit einstellen. Die psychischen und emotionalen Gründe, weshalb Sie zum Essen greifen, können äußerst vielfältig sein. Selbst bei einem ausgeglichenen Blutzuckerspiegel kann Sie der emotionale Hunger in Versuchung führen und Ihre besten Vorsätze zunichte machen. Dazu reicht ein Streit mit dem Chef, die Zurückweisung des Partners, zu viele Termine – Streß in jeder Form. All diese Dinge bringen Sie dazu, Ihre Nerven zu verlieren und Sie sofort zum Essen greifen zu lassen. Nur – Essen ist nicht die Lösung. Die Probleme werden dadurch nicht geringer, ganz im Gegenteil. Hinzu kommen noch Schuldgefühle und der Ärger über die eigene Unzulänglichkeit.

Es geht aber auch anders. Sie können lernen, Ihren persönlichen Dickmacher sofort beim ersten Auftreten zu erkennen und ihn zu bekämpfen.

Essen ist Liebe – Essen ist Hass

Wir leben heute in einer Welt, in der unser Verhältnis zum Essen sehr schnell als Eßstörung interpretiert wird. Wir greifen zu süßen Nachtischen oder zu Brot und Butter oder Schokolade, um unsere Sorgen, Ängste, physischen und psychischen Schmerzen zu lindern. Wir essen, anstatt auf unsere Emotionen zu hören.

Essen bedeutet Liebe und unter der Oberfläche auch Haß – eine tiefe Selbstverachtung; wir fühlen uns dick, häßlich und deprimiert. somit gibt es keinen Grund, die eigenen Verhaltensmuster, unsere eigene Rolle in einer Beziehung, in der wir zurückgewiesen wurden, versagt oder sich unsere Träume nicht erfüllt haben, zu überprüfen. Wir kommen an unserem emotionalen Hunger nicht vorbei. Das geht mir so wie Tausenden meiner Patienten. Dieses Kapitel wird Ihnen helfen, Ihren persönlichen emotionalen Hunger nicht nur zu identifizieren, sondern auch erfolgreich zu bekämpfen.

Die attraktive Lehrerin und der Rock Größe 36

Ihr Name war Donna. Ich würde sie nicht als fettsüchtig bezeichnen, allenfalls als ein bißchen übergewichtig. Aber Donna fühlte sich unförmig und häßlich. Sie war attraktiv, aber sie sah sich anders. Sie war fixiert auf die zehn Kilogramm Übergewicht, die sie seit ihrer Zeit an der Universität mit sich herumschleppte. »Ich habe alles versucht – fett- und kohlenhydratfreie Diäten, flüssige Diäten, Gruppendiäten, selbst Injektionen mit tierischer Plazenta. Natürlich nahm ich jedesmal ab, bis dieser schreckliche emotionale Hunger wieder über mich kam. Das Essen schrie förmlich nach mir! Ich konnte nicht widerstehen. Er kämpfte mit meiner Seele.«

Donna nahm immer wieder zu, bis sie schließlich bei mir landete. »Sie sind meine letzte Rettung, Adele«, sagte sie, als sie mir gegenübersaß. »Wenn Sie mir nun verbieten würden, Schokolade zu essen, würde ich sofort aufstehen und mich für immer verabschieden.« Ich setzte ihr die physiologischen Gründe, weshalb sie aß, auseinander. Ich erläuterte ihr meinen Diätplan und sagte ihr, daß sie nach fünf Tagen ein- oder zweimal in der Woche etwas essen sollte, worauf sie besonders große Lust hätte.

Donna gefiel der Gedanke, daß der Hauptgrund für ihr Essen ein physiologischer war. Sie probierte meine Stoffwechseldiät aus, und in kürzester Zeit war ihr Blutzuckerspiegel ausgewogen; sie fühlte sich selbstbewußter und energiegeladener. Sie war in der Lage, ihre Arbeit als Lehrerin in einer anstrengenden Schulklasse zu erledigen, ohne sich beim Heimkommen sofort erschöpft auf das Sofa fallen zu lassen. Sie konnte noch einige Zeit mit ihrem Sohn verbringen, Besorgungen erledigen und sich ein paar Stunden vor dem Schlafen ihrem Ehemann widmen. Sie schaffte alles bestens und nahm die fünfunddreißig Pfund ab, die sie während ihrer Schwangerschaft zugenommen hatte. Aber plötzlich machte sie der Gedanke an die zehn Kilo, die sie nie abnehmen konnte, nervös. »Zwanzig Pfund«, schien eine innere Stimme zu flüstern, »zwanzig Pfund«. Als dies wieder passierte, kam sie in der folgenden Woche zu mir und wußte ganz genau, daß sie zugenommen hatte. Sie wollte nicht auf die Waage steigen. Und natürlich hatte Donna drei Pfund zugelegt.

»Glauben Sie, daß die hormonellen Veränderungen der Menopause mein Gewicht wieder in die Höhe treiben?« fragte sie mich. Ich bejahte, war mir aber nicht sicher, ob das ihr wirkliches Problem war. Ich warf einen Blick in Donnas Ernährungstagebuch, und natürlich gab es dort ausreichend Hinweise auf ihre Gewichtszunahme: etwa die Kekse an einem Nachmittag und weniger als achtundvierzig Stunden später das Eis. Sie betrog sich selbst, so daß sich ihr Blutzuckerstatus negativ veränderte. Natürlich können hormonelle Veränderungen das Gewicht beeinflussen, aber nur in geringem Umfang. Meist steckt etwas anderes dahinter. Donna hörte mir aufmerksam zu, sie wollte wissen, was ich ihr zu sagen hätte, war aber auf meine nächste Frage nicht gefaßt: »Welche Beziehung haben Sie zu Ihrer Mutter?« Donna rutschte nervös auf ihrem Stuhl herum. »Meine Beziehung?« stotterte sie. »Nun, ich glaube, sie ist o.k. Meine Mutter ist in Ordnung. Wirklich wunderbar. Und sehr schlank.«

Plötzlich lief vor ihrem geistigen Auge ein Film ab: Die Erinnerungen, Bilder aus der Vergangenheit, purzelten nur so aus ihr heraus. In den nächsten Wochen erzählte sie mir Geschichten, die alle die unbewußte Botschaft ihrer Mutter enthielten: »Konkurriere niemals mit mir. Wenn Du versuchst, ebenfalls attraktiv zu sein, werde ich dich nicht mehr lieben.« So wie damals, als ihre Mutter in einem neuen Rock auf dem Bett saß, als die neue dünne Donna zu Besuch kam. Es war ein schwarzer Leinenrock Größe 36. Der Kommentar ihrer Mutter war:

»Du kannst ihn anprobieren, wenn du möchtest, aber dehn ihn bitte nicht aus!« Ein weiterer Vorfall. Als Donna noch ein Teenager war, sagte ihre Mutter eines Abends beim Essen zu ihr: »Du könntest so hübsch sein, Donna, wenn du nur etwas abnehmen würdest.« Das Abendessen? Nudeln in einer Gemüsesoße mit Sahne und zum Nachtisch Eiscreme. Und eine andere Episode aus der jüngsten Vergangenheit, als Donna auf der Verlobungsfeier einer langjährigen engen Freundin war: Donna sah schlank und attraktiv aus und fühlte sich auch so. Sie trug ein enganliegendes, wunderschönes Kleid. Sie wollte sich an diesem Tag amüsieren und wirklich fröhlich sein. Donnas Freundin sah in einem seidenen Designerkostüm atemberaubend aus. Leider hatte sie, bedingt durch Streß, kurz vor der Feier ein paar Pfunde zugenommen. Niemand bemerkte diese drei oder vier Pfund überhaupt, aber Donnas Freundin war nervös und aufgeregt und spürte jedes einzelne Pfund. Sie sah Donna an, die in bester Stimmung war, und fühlte Eifersucht. Sie konnte sich nicht verkneifen zu sagen: »Weißt du, du fängst an, wie deine Mutter auszusehen. Du benimmst dich sogar wie sie.« Donna begann an diesem Tag mit einer Freßorgie, die drei Wochen dauerte.

Und wie läßt sich diese Geschichte erklären? Donna liebte ihre Mutter so sehr, daß sie nicht mit ihr konkurrieren wollte. Für sie war Essen eine Möglichkeit, die Konkurrenz auszuschalten und die Liebe ihrer Mutter zu behalten. Es war viel besser, Kuchen zu essen und nach Keksen zu greifen, als Gefühle von Ärger bei der geliebten Mutter hervorzurufen. »Nun, meine Mutter war wunderbar. Verstehen Sie mich nicht falsch. Sie war eine großartige Mutter, beschützend und liebevoll, wirklich in Ordnung, aber ich wollte nie schön sein, wollte nicht mit ihr konkurrieren. Ich fühlte mich immer schuldig.« Diese Botschaft grub sich tief in Donnas Bewußtsein ein: »Mutter ist die Attraktive, nicht ich. Ich muß dick und häßlich sein.« Und die Mutter ihrerseits verführte Donna unbewußt zum Essen, damit sie dick und unattraktiv blieb und so keine Konkurrenz darstellte: »Noch ein Nach-

> **Prägung des Eßverhaltens**
>
> Nein, ich will nicht die Mütter beschuldigen, denn ich bin selbst eine, aber die Tatsache bleibt bestehen: Die Mutter ist in der Regel für die Ernährung des Kindes verantwortlich. Und so verwundert es nicht, wenn unser Eßverhalten von ihr geprägt wird.

tisch?« »Ich weiß, du magst meinen Makkaronisalat.« »Probier diesen Kuchen vom neuen Bäcker in der Straße.« Und gleichzeitig sagte sie: »Iß das nicht. Versuch abzunehmen.« Und: »Du kannst nie meine Kleider tragen. Du bis zu dick.« Aber weder Donna noch ihre Mutter waren sich dieser unbewußten Vorgänge bewußt.

Essen ist mehr als die Aufrechterhaltung der Lebensfunktionen. Es ist mehr als ein sinnliches Vergnügen. Essen ist eine mächtige Waffe, so überaus mächtig, daß sie Ihre physiologische Arbeit zunichte machen kann. Aber es gibt eine Möglichkeit, dem zu entkommen – und sie heißt »Auswahl treffen«.

SO ENTSTEHT EMOTIONALER HUNGER

Sobald Ihr Blutzuckerspiegel ausgeglichen ist, können Sie sich, so wie Sie sind, ohne Angst und Abneigung, ohne das negative Bild, das Sie von sich haben, betrachten. Es gibt zahlreiche Gründe, warum der beste Plan schiefgehen kann. Der emotionale Hunger hat viele Gesichter.

Psychologische Faktoren oder »Ich verdiene das nicht ...«

Selbstsabotage ist eine der am weitesten verbreiteten Ursachen für den emotionalen Hunger. Schließlich gibt es Gründe, weshalb Sie zugenommen und nicht wieder abgenommen haben. Es kann Angst vor Se-

Emotionaler Hunger	Emotionale Nahrung
Langeweile	Gehen Sie ins Kino
Wut	Halten Sie Ihre Wut schriftlich fest (privat!)
Einsamkeit	Rufen Sie einen Freund an, oder legen Sie sich ein Haustier zu
Müdigkeit	Nehmen Sie ein warmes Bad mit Aromaöl
Angespanntheit	Gehen Sie spazieren, oder nehmen Sie ein warmes Bad
Zurückweisung	Gehen Sie in ein Museum. Planen Sie Aktivitäten.
Frustration	Nehmen Sie ein gutes Buch zur Hand

xualität, vor Veränderung, vor dem Unbekannten oder einfach vor der Entdeckung dessen sein, was Sie wirklich belastet.

Alte Verhaltensweisen und Gewohnheiten oder
»Bei meiner Mutter gehe ich sofort an den Kühlschrank«

Ob Eiscreme vor dem Schlafengehen oder Orangensaft zum Frühstück – alte Gewohnheiten sind schwer auszurotten. Sie sind bequem wie alte Schuhe.

Gefühle hinunterschlucken oder »Ich hasse mich«

Es ist schwer, Wut und Enttäuschung zuzulassen. Da ist es schon einfacher, eine Tafel Schokolade oder eine zweite Portion Hühnereintopf zu essen. Einer meiner Patienten sagte mir, Schokolade zu essen, habe was mit Gefühlen zu tun. Sie schmecke eben besser als die Realität!
Aber das alles sind Ersatzbefriedigungen, die Ihnen nicht das geben können, was Sie wirklich brauchen. Eine Umarmung, eine Beschimpfung, jemandem sagen »Ich hasse dich« oder »Ich liebe dich« – das alles wäre besser.

Frühe Familienrollen oder
»Ich mußte schon immer Liebe geben«

In der Familientherapie wird schon lange die Meinung vertreten, daß jedem Familienmitglied eine bestimmte Rolle zufällt, um die Familie im Gleichgewicht zu halten. Vielleicht waren Sie diejenige, die immer dafür gesorgt hat, daß alle sich wohl fühlten, die sich um Brüder und Schwestern gekümmert und niemals aufbegehrt hat. Vielleicht waren Sie auch die Person, die immer für Frieden sorgen mußte und für gute Stimmung zuständig war. Was auch immer Ihre Rolle war, Sie selbst sind dabei emotional zu kurz gekommen. Sie haben Ihre Wünsche nie geäußert, und niemanden schien das zu kümmern. Sie waren und sind das Opfer, das Angst davor hatte und hat, sich zu wehren oder etwas Falsches zu sagen. Was Ihnen blieb, war das Essen. Sie haben gegessen, statt sich aufzulehnen oder Wünsche zu äußern.

> **Essen – eine Waffe**
>
> Einige Menschen benutzen Schießwaffen oder Messer, um sich zu verletzen, andere greifen zu Zigaretten oder Alkohol, um sich langsam zugrunde zu richten. Andere essen. Essen ist etwas Gutes und man kann sich vormachen, daß es nicht schadet. In einem Berg Schlagsahne kann man seine Gefühle, die man nicht haben möchte, versenken. Aber zuviel Essen verletzt nicht nur Sie, sondern auch die Menschen, die Sie lieben, nämlich dann, wenn sie Kritik an Ihrem Verhalten üben und Sie nun wiederum einen Grund haben zu essen – ein Circulus vitiosus!

Das Essen der anderen oder »Nimm wenigstens einen Bissen, ich hab' mir solche Mühe gemacht«

Stellen Sie sich folgende Szene vor: Sie werden von einem guten Freund zum Abendessen eingeladen. Sie haben Geburtstag, und er hat ein wirklich traumhaftes Mahl zubereitet. Er weiß, daß Sie versuchen abzunehmen – schließlich weiß alle Welt, daß Sie abnehmen wollen. Aber nun ist Ihr Geburtstag und alle Regeln sind außer Kraft gesetzt. Das Angebot ist überwältigend: Hummer im Teigmantel; gebackener Brie; Krabben, sautiert in Öl und Knoblauch; Salat-Vinaigrette mit Oliven und Croûtons; und als Krönung Schokoladensoufflé. Wie können Sie da nein sagen? Aber eines hat Ihr Freund falsch gemacht, er hat übersehen, Sie zu fragen, ob *Ihre* Regeln an Ihrem Geburtstag aufgehoben sind. Vielleicht hat er es mit Absicht getan!

Dann ist da Charlotte, eine Patientin, deren Büro sich gerade Tür an Tür mit einer Kollegin befindet, die jeden Tag frisches Hefegebäck zur Arbeit mitbringt. Sie weiß, daß Charlotte eine Diät macht. Trotzdem steht sie jeden Tag in Charlottes Tür und fragt: »Ein Hörnchen? Ich habe extra die mit Nußfüllung genommen, weil du die so gerne magst.« Und was tut Charlotte? Sie sagt: »Danke, wie lieb von dir« und nimmt das angebotene Hörnchen, womit ihre ganze Arbeit vom Wochenende oder vom Abend zuvor zunichte gemacht ist. Ein paar Sitzungen in meiner Praxis, in denen wir über ihren emotionalen Hunger sprachen, änderten dieses Verhalten. Als die Hörnchen-Dame das nächste Mal in der Tür stand, lächelte Charlotte nur freundlich und sagte: »Danke, das ist wirklich sehr nett von dir, aber ich bin einfach nicht hungrig.« Und sie sagte auch weiterhin: »Danke. Nein danke«, und die Kollegin verstand schließlich den Hinweis. Leider hörte sie nicht nur auf, Hörnchen anzubieten, sondern sprach überhaupt nicht mehr mit Charlotte. Vielleicht fühlte sie sich abgewiesen, denn sie war sich ihrer aggressiven Handlungsweise gar nicht bewußt. Sie können sogenannte Freunde verlieren, wenn Sie versuchen, Pfunde zu verlieren.

> **Eine wahre Geschichte**
>
> Ich werde nie vergessen, wie Susanne, eine meiner erfolgreichsten Patientinnen, von einer Reise nach Kanada zurückkam, wo Sie die Verwandten Ihres Mannes besucht hatte. Sie war ein Jahr lang nicht dort gewesen und hatte durch die Stoffwechseldiät in dieser Zeit mehr als dreißig Pfund abgenommen. Das letzte Mal, als sie bei den Verwandten zu Besuch war, behandelten diese sie freundlich, aber nicht herzlich. Diesmal jedoch überschlugen sie sich in ihrer Herzlichkeit, sie war plötzlich die beste Ehefrau, die beste Mutter, die beste Schwiegertochter. Susannes Kommentar: »Ich kann einfach nicht glauben, daß sie mich nach meinem Aussehen beurteilen. Ich bin immer noch dieselbe Person!«

Entlarven Sie Ihren persönlichen Dickmacher

Es gibt vier Kategorien des »emotionalen Hungers«. Die psychischen Gründe für übermäßiges Essen liegen meist sehr tief. Um sie herauszufinden, sollten Sie die nachfolgenden Fragen mit »zutreffend« oder »falsch« beantworten. Seien Sie ehrlich mit sich, außer Ihnen wird niemand Ihre Antworten lesen.

Teil 1 A: Gefühle hinunterschlucken – Gedanken

1. Wenn ich zuviel gegessen habe, schaue ich in den Spiegel und fühle mich häßlich.
2. Wenn ich mich schlecht fühle, ertrage ich den Blick in den Spiegel nicht.

3. Ich hasse mich.
4. Ich habe kein Vertrauen. Mein Selbstwertgefühl ist am Boden. Fünfzehn Pfund abnehmen, ist die einzige Antwort.
5. Ich hasse Partys. Wenn ich zu einer Party gehe, habe ich den Eindruck, daß jeder auf mich und meine Pfunde schaut.
6. Wenn ich die Straße entlanggehe, denke ich, jeder sieht meine Fettpolster und hält mich für faul, undiszipliniert, träge oder sogar dumm.
7. Sie haben vermutlich recht.
8. Ich tue mich schwer, meine Wut auszudrücken.
9. Ich nenne die Dinge immer beim Namen – in Gedanken.
10. Ich entschuldige mich oft, auch wenn ich es nicht so meine.
11. Ich brauche eine Menge Rückversicherung.
12. Ich bin unsicher und traue den Menschen nicht.
13. Wenn mir jemand sagt, daß ich hübsch bin, glaube ich das nicht.
14. Tief in meinem Innern weiß ich, daß ich ein besserer Mensch bin, daß ich abnehmen kann.
15. Ich kann nicht an den Strand gehen. Niemand soll meine dicken Oberschenkel sehen.
16. Eins weiß ich sicher: Dicke Menschen sind nicht glücklich.
17. Es gibt viele Dinge, die ich wegen meines Gewichts nicht tue.
18. Meine Emotionen erschrecken mich.
19. Ich werde ängstlich, wenn ich anfange, mich um jemanden zu kümmern.
20. Ich fühle mich immer miserabel, wenn ich eine Diät aufgegeben habe.
21. Ich denke an Essen in den Kategorien von »gut« und »schlecht«, und einige meiner Freunde tun das auch.
22. Ich habe das Gefühl, die meisten meiner Freunde sind dünner als ich, selbst wenn sie es nicht sind.
23. Ich esse gern. Ich habe schon immer gern gegessen.

Addieren Sie, wie oft Sie eine Antwort mit »zutreffend« beantworten mußten. Notieren Sie die Zahl, und gehen Sie zu Teil 1 B über.

Teil 1 B: Gefühle hinunterschlucken – Verhaltensweisen und Aktivitäten

24. Ich habe ein überwältigendes Verlangen zu essen.
25. Wenn ich ausgehe, esse ich in angepaßter Weise Obst zum Nachtisch, keine gebratenen Lebensmittel, dazu Salat. Aber wenn ich heimkomme, stürze ich mich geradezu auf den Kühlschrank.
26. Wenn ich einen schlechten Tag in der Arbeit habe, kreisen meine Gedanken ständig darum, wie ich am schnellsten nach Hause komme und es mir mit meiner Lieblingsspeise gemütlich mache.
27. Wenn ich angespannt bin, kann ich eine ganze Tüte Chips oder Kekse essen, ohne daß mir auffällt, wieviel ich eigentlich esse – und das innerhalb von Minuten!
28. Es ist unmöglich, in einer Bar zu sein und nicht mindestens einen Drink zu nehmen.
29. Feiern bedeutet für mich Essen. Eine gelungene Werbeveranstaltung, eine Verlobung, ein guter Arztbefund – was gibt es da Schöneres, als zum Feiern in ein Restaurant zu gehen ... und zu essen!
30. Ich frage mich, welche Absicht hinter solchen Komplimenten wie »Du siehst großartig aus!« steckt. Diese drei Worte machen mich hungrig.
31. Die Stimme meiner Mutter ist wie mein Gewissen. Ich höre sie immer sagen: »Du solltest das tun, du solltest das essen«, und zwar so eindringlich, daß ich unbedingt nach einem Stück Schokolade greifen muß.
32. Es gibt einige Freunde, die ich als meine Eßkumpel bezeichne. Wir können nicht zusammentreffen, ohne zu essen. Ich brauche sie bloß zu sehen, und schon bekomme ich Appetit.

Zählen Sie die Anzahl der zutreffenden Antworten in diesem Teil zusammen, und addieren Sie sie zu dem Wert von Teil 1 A. Berechnen Sie die Gesamtsumme aus den Teilen 1 A und 1 B, und notieren Sie sie unter »Gefühle hinunterschlucken«.

Teil 2: Das Essen in Gesellschaft

33. Ich habe Probleme, meine Diät in Restaurants einzuhalten.
34. Es gibt viele »ich sollte« in meinem Vokabular – meist ignoriere ich sie, wenn ich mit Freunden zum Essen ausgehe.

35. Ich muß nur ein Buffet sehen, und schon sage ich mir: »Morgen ist auch noch ein Tag für die Diät.«
36. Wenn ein Freund oder ein Familienmitglied mir erzählt, daß etwas hausgemacht ist, werde ich schwach.
37. »Nur ein Bissen« ist mein Codewort, drei Portionen zu essen.
38. Ich denke, daß einige meiner Freunde mich lieber dick mögen. Sie waren netter zu mir.
39. Einer meiner Freunde bestellt im Restaurant immer etwas, was dick macht. Er bittet mich dann, einen Bissen davon zu probieren, und ißt selbst nicht viel davon.
40. Wenn der Ober eine Vorspeise bringt, die üppig mit Soße übergossen ist, bitte ich ihn nicht, sie zurückzunehmen, selbst wenn ich sie speziell mit Soße *daneben* bestellt habe.
41. Nichts ist schwieriger, als mit Freunden zum Essen auszugehen. Ich habe das Gefühl, daß ich bis zum Umfallen essen und trinken muß.
42. Wenn ich für die Familie oder Freunde ein Abendessen zubereite, ist es immer sehr reichhaltig. Ich benutze es immer als Ausrede, um kalorienreiches Essen, das ich mag, zu kochen.
43. Ich warte immer, bis jeder bestellt hat, bevor ich meine (üblicherweise dickmachende) Wahl treffe.
44. Hochzeiten, Partys, Konfirmationen – alles Entschuldigungen, um essen zu können.
45. Meine Freunde machen zu meiner Diät immer Bemerkungen, verzeichnen meinen Fortschritt und diskutieren darüber.
46. Ich habe Angst davor, was die Leute denken, wenn ich nicht esse, was sie gekocht haben. Ich möchte sie nicht verletzen.
47. Ich weiß keine Antwort auf die beliebte Frage: »Wieviel möchtest du denn noch abnehmen?«

Addieren Sie die Gesamtzahl der zutreffenden Antworten aus Teil 2, und notieren Sie sie unter »Das Essen in Gesellschaft«.

Teil 3: Familienprobleme

48. Wann immer mein Vater und ich zusammentreffen, scheinen wir zu kämpfen.
49. Ich bekomme viele unterschiedliche Botschaften von meiner Mutter. Sie sagt mir immer, ich soll eine Diät machen, und gleichzeitig lädt sie eine weitere Portion Kuchen auf meinen Teller.

50. Mein Vater war immer sehr kontrollierend.
51. Meine Eltern erwarteten immer, daß ich perfekt bin – und ich fühlte mich immer als Versager.
52. Ich wurde als Kind nie umarmt.
53. Wir waren eine große Familie, und ich hatte immer das Gefühl, ich müsse zum Tisch rennen, um nicht zu kurz zu kommen.
54. Meine Eltern verglichen mich immer mit meiner Verwandtschaft, die schlank ist.
55. Ich fühle mich verlegen, wenn mein Vater mir sagt, wie hübsch ich bin und wie ich wachse.
56. Mein Mann erzählt mir immer, ich soll abnehmen, und das macht mich nervös.
57. Sobald ich anfange, Gewicht zu verlieren, wird mein Mann eifersüchtig auf jeden, der mich anschaut.
58. Meine Mutter zieht sich jugendlicher und aufreizender an als ich.
59. Die Rolle, die man einmal in der Familie übernommen hat, wird man einfach nicht los. Selbst wenn mein Blutzuckerspiegel ausgeglichen ist und ich einen Besuch bei meiner Mutter oder Tante mache, vergesse ich alle meine guten Vorsätze.
60. Ich fühlte mich von meiner Familie nie geliebt.
61. Ich spüre die Abneigung meiner Eltern, obwohl sie längst gestorben sind.
62. Wir haben zu Hause unsere Gefühle nie ausgedrückt.
63. Meine Eltern hatten fast jeden Tag Streit.
64. Ich wurde als Kind mißbraucht.

Addieren Sie die Gesamtzahl der zutreffenden Antworten aus Teil 3 und notieren Sie sie unter »Familienprobleme«.

Teil 4: Wohlbefinden

65. Wann immer ich mich zurückgewiesen oder traurig fühlte, kochte mir meine Mutter am Abend mein Lieblingsessen (das natürlich dick machte).
66. Ich fühlte mich in meiner Familie nie geborgener als am Samstagabend, wenn wir vor dem Fernseher saßen und einen Snack nach dem anderen verzehrten.
67. Zum Abendessen auszugehen war ein Familienritual, und ich vermisse es.

68. Ich kann nur schlafen, wenn ich vorher ein bißchen Eiscreme im Bett gegessen habe.
69. Für mich gibt es kein Frühstück ohne Orangensaft.
70. Ich esse jeden Tag das gleiche Frühstück – ein Hörnchen und Kaffee.
71. Ich sage nie nein, wenn ein Kollege mir Essen anbietet.
72. Mittagessen bedeutet immer, ein Sandwich an meinem Schreibtisch zu essen.
73. Gemüse fehlt in meiner Ernährung.
74. Ich kann mir Brot ohne Butter nicht vorstellen.
75. Ich mag keinen Fisch. Ich bin ein Fleisch- und Kartoffelmensch.
76. Ich kann nicht fernsehen, ohne etwas zu essen.
77. Ich kann nicht lesen, ohne dabei zu essen.
78. Ich lese für mein Leben gern die Sonntagszeitung – mit einer Tasse Kaffee und einem Stück Hefegebäck.
79. Bevor ich nicht zwei Tassen Kaffee getrunken habe, bin ich nicht ansprechbar.
80. Das Personal im Bistro weiß genau, was ich möchte. Es hat sogar den Hamburger für mich fertig zubereitet, wenn ich komme.
81. Nach der Schule habe ich mit Freunden immer einen Hamburger mit Pommes gegessen – das war eine feste Gewohnheit; manchmal mache ich das auch heute noch.
82. Ich glaube immer noch, daß gutes Essen bei einer Erkältung oder jeder anderen Krankheit hilft.

Addieren Sie die Gesamtzahl der zutreffenden Antworten in Teil 4, und notieren Sie sie unter »Wohlbefinden«.

Auswertung

Schauen Sie sich die Gesamtwerte in den vier verschiedenen Kategorien an, und stellen Sie fest, in welcher sich die meisten zutreffenden Antworten befinden. Lesen Sie dann nach, was in dem entsprechenden Abschnitt (siehe unten) steht. Wenn die Werte in den verschiedenen Bereichen annähernd gleich sind, bedeutet das, daß Ihr emotionaler Hunger mehrere Gründe hat.

▶ Wenn Sie mehr zutreffende Antworten bei den Fragen »Gefühle hinunterschlucken – Gedanken« und »Gefühle hinunterschlukken – Verhaltensweisen und Aktivitäten« haben, hat ihr emotionaler Hunger sehr viel mit Ihnen selbst zu tun. Wahrscheinlich geht er mit einem niedrigen Selbstwertgefühl einher, dessen Ursachen weit zurückliegen können. Die Emotionen, die Sie zu unterdrücken versuchen, sind dieselben, die Sie im Kindergarten, in der Schule, auf der Universität und in der Ausbildung hatten. Die Situationen als solche haben sich verändert und vielleicht auch die Nahrungsmittel, von denen Sie zuviel essen, um zu kompensieren (beispielsweise statt einer Flasche Saft oder einem Sandwich mit Nußnougatcreme und Marmelade ist es nun Scotch mit Wasser oder eine Tüte Chips). Statt Ihre Gefühle genauer anzuschauen, essen Sie lieber eine Schüssel Bouillabaisse!

▶ Wenn Sie mehr zutreffende Antworten bei »Das Essen in Gesellschaft« haben, liegt Ihr Problem mit dem Essen höchstwahrscheinlich in einem geringen Selbstwertgefühl und dem Bedürfnis, anderen zu gefallen.

▶ Wenn Sie mehr zutreffende Antworten bei »Familienprobleme« haben, liegen die Wurzeln Ihres emotionalen Hungers tief, reichen weit zurück – nämlich bis in die Kindheit – und betreffen die Beziehung zu Ihren Eltern, insbesondere aber die zu Ihrer Mutter, weil sie in der Regel für Ihre Ernährung verantwortlich war.

▶ Wenn Sie mehr zutreffende Antworten bei »Wohlbefinden« hatten, beruht Ihr emotionaler Hunger auf eingefahrenen Gewohnheiten und bequemer Routine. Wahrscheinlich wurden Sie in der Vorstellung erzogen, daß man mit Essen unangenehme Gefühle verdrängen und Schmerzen lindern kann, daß es nervöse Menschen beruhigt und sicherer macht. Essen war vielleicht ein Familienereignis, mit dem man Wohlgefühl und gute Zeiten verband.

Jack, der Zombie-Anwalt

Jack war und ist seit drei Jahren einer meiner erfolgreichsten Patienten, über den wir immer als »Jack, der Zombie« gescherzt haben. Er nahm über hundert Pfund ab und hat dieses Gewicht gehalten. Heute verfügt er über einen ausgeglichenen Blutzuckerspiegel und ißt seine Snacks zur richtigen Zeit, als wäre es nie anders gewesen. Aber es war nicht immer so einfach. Als Jack durch meine Diät seinen Blutzuckerspiegel stabilisiert hatte, übernahm sein emotionaler Hunger die Führung. Er fühlte sich großartig, hatte unglaublich viel Energie und keine Eßgelüste mehr. Aber drei Wochen hintereinander nahm er kein Gramm ab. Wir begannen zu erforschen, woran es liegen konnte. Ich schaute mir sein Ernährungstagebuch an. Wir sprachen über sein Familienleben. Zusammen entdeckten wir, daß der Fehler beim Mittagessen lag. Jack war eins von vier Kindern, drei Jungen und ein Mädchen. Während seine Brüder und die Schwester ausgelassene und aufgeweckte Kinder waren, verhielt er sich ruhig und war häufig in seine Bücher vertieft. Auch am Abend, wenn seine Geschwister lachten und redeten und ihre Erlebnisse den Eltern erzählten, saß Jack nur still dabei – fast unsichtbar – und aß. Er aß und aß und aß und hoffte, daß niemand ihm eine Frage stellen würde. Gleichzeitig wünschte er sich aber auch, daß das Reden aufhören und man ihn fragen würde, wie es ihm ginge und was er getan hatte. Diese widersprüchlichen Gefühle schluckte er hinunter, indem er das Essen in sich hineinschlang und sich aus der Gemeinschaft ausklinkte.

Als er älter und ein anerkannter Strafverteidiger wurde, blieb dieses Eßmuster bestehen. Er kämpfte intensiv dagegen an, aber ohne Erfolg. Jack wurde zum Zombie. Mittagessen mit seinen Kollegen, Abendessen mit seinen Freunden, das Sonntagmorgenfrühstück mit seiner Familie – es machte keinen Unterschied, Jack schaufelte das Essen nur so in sich hinein, ohne zu bemerken, was er überhaupt aß. Dieses Eßverhalten bescherte ihm hundert Extrapfunde – bis er zu mir kam und wir eine Gegenstrategie ausarbeiteten.

DAS ZWEI-PUNKTE-PROGRAMM: IDENTIFIZIEREN UND ERKENNEN

Ich beabsichtige nicht, das Problem des emotionalen Hungers herunterzuspielen, wie einige meiner Leser vielleicht vermuten könnten. Der Test auf Seite 106 ff. sowie die Zombie-Geschichte sind Denkanstöße und sollen Ihnen helfen, Ihr Problem zu erkennen.

Außerdem werden Sie auch weniger Angst davor haben, mit diesem Problem umzugehen oder gegebenenfalls professionelle Hilfe in Anspruch zu nehmen. Eine meiner Patientinnen, eine Hausfrau und

Mutter über Fünfzig sagte: »Die Diät gab mir Energie. Ich traf plötzlich Entscheidungen und orientierte mich dabei an meinen eigenen Wünschen und nicht an denen meines Ehemannes oder meiner Kinder und Freunde. Ich lernte meine Frustrationen zu verstehen und konnte sie dadurch abbauen. Ich wollte aufs College. Eine Fünfzigjährige? Warum nicht!«

Die Stoffwechseldiät brachte diese Patientin dazu, ihre Collegeausbildung zu beenden. Sie fühlte sich nicht nur äußerst energiegeladen, sie konnte sich auch besser konzentrieren und hatte neues Selbstvertrauen gewonnen.

Denken Sie darüber nach. Stellen Sie sich an die erste Stelle, und verkünden Sie selbstbewußt: »Ich möchte wegen meiner Diät in ein anderes Restaurant gehen.« Oder reklamieren Sie: »Dieser Fisch schwimmt in Öl. Bitte nehmen Sie ihn zurück.« Sie treffen Entscheidungen und treten für sich selbst ein. Für viele Frauen ist das eine neue und überwältigende Erfahrung.

Frauen setzen sich häufig an die letzte Stelle und sind eifrig darum bemüht, allen zu gefallen. Sie sind gefangen in ihrer Hausfrauenrolle, verdrängen ihre Bedürfnisse und fühlen sich unglücklich und frustriert.

Aber nicht jeder Patient ist in der Lage, sein Leben zu verändern, wenn er die Gründe für seinen emotionalen Hunger herausgefunden hat. Manchmal erweisen sich unbewußte Ängste als unbegründet, und die Patienten arbeiten und leben weiter wie zuvor, aber ohne den nagenden Zweifel, der sie zum Essen getrieben hat. Wie bei Jack geht das Leben weiter wie bisher, aber mit etwas mehr Wärme und Lebensfreude, etwas mehr Enthusiasmus und sehr viel weniger Pfunden.

Ich finde, daß die Zwei-Stufen-Technik »Identifizieren und Erkennen« sehr hilfreich ist, wenn man den Saboteuren der Stoffwechseldiät den Kampf ansagen möchte. Der erste Schritt ist herauszufinden, woher der emotionale Hunger kommt. Prüfen Sie Ihr Ernährungstagebuch. Vergleichen Sie die Tageszeiten und Situationen, in denen Sie es besonders schwierig fanden, den Blutzuckerspiegel zu halten. Beobachten Sie sich, wie Sie sich zu Hause verhalten, im Büro oder spätabends. Wie fühlen Sie sich, wenn Sie zuviel essen? Sind Sie sich bewußt, was Sie tun? Ist es die Frustration, eine Gewohnheit oder gar beides? Sobald Sie herausgefunden haben, was Ihren emotionalen Hunger auslöst, werden Sie auch erkennen, was Sie dagegen tun können. Als Jack sich bewußt wurde, daß er sich bei den Mahlzeiten ausklinkte, begann er, ein Gummiband am Handgelenk unter dem Ärmelaufschlag seines Hemdes zu tragen. Wenn er am Tisch saß, zog er sanft daran, damit er darauf achtete, was er aß. Er strengte sich bewußt an, den anderen Menschen zuzuhören, und beteiligte sich am Gespräch. Und als besondere Bewußtseinsübung legte er seine Gabel zwischen den einzelnen Bissen ab. Außerdem ließ er immer mindestens einen Bissen Essen auf seinem Teller liegen.

Vielleicht haben Sie ein Problem mit den Snackzeiten und essen Ihre schwer kaubaren Lebensmittel nicht regelmäßig. Hängen Sie sich eine Notiz mit dem Vermerk »Snack nicht vergessen!« an Ihre Eingangstür. Oder nehmen Sie einen Wecker mit ins Büro. Sie werden eine Lösung finden! Identifizieren Sie ihren emotionalen Hunger, und versuchen Sie festzustellen, wann er sie überkommt. Wie Sie bereits wissen, beeinflußt der emotionale Hunger nur zu etwa einem Drittel Ihr Eßverhalten.

Die einfachen Saboteure

Es ist gar nicht so leicht, die einfachen Saboteure zu identifizieren. Einfach bedeutet hier nicht weit unter der Oberfläche.

Versteckter Ärger oder »Ich hasse ihn so sehr, daß ich den ganzen Kuchen verschlingen muß!«

Einer meiner ersten Patienten war Martin, ein gutgekleideter Mann in den Vierzigern und erfolgreicher Vertreter einer pharmazeutischen Firma mit Frau und zwei Kindern. Er war ganz begierig darauf, die Diät auszuprobieren, aber jede Woche erschien er mit einem Ernährungstagebuch, aus dem zu ersehen war, daß sich nichts an seinem schlechten Blutzuckerstatus geändert hatte. Jedesmal ging ich das Programm mit ihm durch, und wir diskutierten darüber, was er getan hatte und warum. Ich gab ihm Ratschläge für den harten Konkurrenzkampf im Beruf. Wir sprachen über Meditation und Atemübungen, die Essensvorbereitung vom Vorabend, ja sogar über die Suche nach einem anderen Job. Nichts passierte. Er kam und klagte. Er wollte die Diät ändern. Er ließ die Snacks aus. Ich versuchte, ihn auf den richtigen Weg zu bringen, herauszufinden, was mit seinem Essen falschlief, und er entgegnete immer mit Stolz: »Ja, aber ich kann gar nicht so schlecht gewesen sein, Sie sollten sehen, was ich nicht gegessen habe.«

Dies ging zwei Monate so weiter. Schließlich konnte ich es nicht mehr ertragen. Ich fand es nicht gut, daß Martin sein Geld vergeudete, indem er zu mir kam. Es funktionierte nicht. Etwas hielt ihn davon ab, die Strategien, die wir in unseren Sitzungen erarbeitet hatten, zu verinnerlichen. So versuchte ich eine andere Taktik. Ich ging nicht mehr auf die zusätzlichen Snacks oder die falschen Zeiten für den schwer kaubaren Snack ein. Statt dessen wirkte ich beruhigend auf ihn ein, versicherte ihm, daß er sein Bestes gegeben habe, denn schließlich hätte alles noch viel schlimmer kommen können. Martin verfiel in Schweigen. Schließlich fragte er mich ganz direkt: »Sind Sie böse auf mich?« Ich schüttelte den Kopf. Es schien fast so, als hätte er erwartet, daß ich böse sei. Wir kamen ins Gespräch, und ich erfuhr, daß sein Vater ihn immer kritisiert und an ihm herumgenörgelt hatte. Er war wütend auf ihn, konnte es aber nicht ausdrücken. Statt seinem Ärger Luft zu machen, fing er an, unmäßig zu essen. Dies war sein Alibi. Er konnte nicht hören, was ich sagte, weil er einfach nicht zuhörte. Er wollte einer Konfrontation aus dem Weg gehen. Und wenn ich ihn fragte, weshalb er einen zusätzlichen Snack gegessen oder einen anderen vergessen hatte, faßte er das als Kritik auf und reagierte wie bei seinem Vater – mit Essen. Er war wütend auf mich wie früher auf seinen Vater.

Sobald er dieses spezifische Eßmuster durchschaut hatte, konnte Martin auf mich hören und nahm ab. Wenn Sie herausgefunden haben, was Ihren Ärger verursacht, sind Sie schon ein gutes Stück auf dem richtigen Weg vorangekommen.

Angst vor Sexualität oder »Ich sehe zu sexy aus. Ich muß ein schrecklicher Mensch sein«

Nancy liebte ihren Vater. Sie war »Daddy's kleines Mädchen«, und er betete sie an. Es gab nichts, was sie nicht tun durfte, und niemand war mit ihr vergleichbar. Als Nancy in die Pubertät kam, begann sie, einen fraulicheren Körper zu entwickeln, und verlor ihren Babyspeck. Plötzlich waren Jungen interessant, und nachts las sie mit ihren Freundinnen schlüpfrige Geschichten mit der Taschenlampe unter dem Bett.

Nancy war ein ganz normaler Teenager, der viel über Sex nachdachte. Aber jetzt fühlte sie sich unbehaglich, wenn ihr Vater sie in die Arme nahm. Sie stieß ihn weg, wenn er neben ihr auf der Couch saß. Ihr Vater konnte ihr Verhalten nicht verstehen. Nancy zog sich zurück und verstand selbst nicht, weshalb sie sich so unbehaglich fühlte. Sie liebte ihren Vater. Sie fing an, immer mehr zu essen. Als sie zu mir kam, wog sie fünfundsechzig Pfund zuviel. Sobald sich ihr Blutzuckerspiegel eingependelt hatte, brauchte sie mehrere Monate, um mit einer Therapeutin die unbewußten ödipalen Ängste aufzuarbeiten, die das Verhältnis zu ihrem Vater belasteten und für sie so bedrohlich waren, daß sie lieber aß, um dick zu werden und somit nicht mehr sexy auszusehen. Als sie begriffen hatte, was die Ursache ihrer Ängste war, nahm sie ab und wurde eine attraktive junge Frau.

Angst vor Nähe oder »Ich zeig's dir. Ich werde so viel essen, daß du mir nicht zu nahe kommst – und ich sage mir, es ist nur deine Schuld!«

Linda hatte wenig Selbstbewußtsein und war von vielen Männern in der Vergangenheit zurückgewiesen worden. Ich konnte mir nicht vorstellen, weshalb. Sie hatte ein ausgesprochen hübsches Gesicht, Sinn für Humor und einen wachen Verstand. Sie verdiente sich ihren Lebensunterhalt als Herausgeberin einer Zeitschrift und war in ihrem Beruf sehr erfolgreich. Allerdings wog sie zuviel, sie hätte etwa fünfundzwanzig Pfund abnehmen müssen. »Natürlich will niemand mit mir ausgehen«, sagte sie mir nach fünf Tagen. »Schauen Sie doch nur, wie dick ich bin!« Tatsache war jedoch, daß Linda überhaupt nicht mit einem Mann ausgehen wollte. Sie fürchtete sich vor Nähe. Während unserer Sitzungen begann sie sich zu öffnen. Ich erfuhr, daß sie sich vor zwei Jahren in einen Mann verliebt hatte, der sie dann wegen ihrer besten Freundin verließ. Das verletzte sie so sehr, daß sie sich schwor, sich nie wieder mit einem Mann einzulassen. Für sie war es schlimmer, jemanden geliebt und verloren als überhaupt nicht geliebt zu haben. Sie entschied, daß es besser sei, niemals auszugehen. Dabei war sie jedoch alles andere als glücklich. Unter dem Panzer, unter den sie sich verkrochen hatte, war Linda eine liebenswerte, anziehende Person, die sich nichts sehnlicher wünschte, als mit jemandem auszugehen. Die Sitzungen bei mir gaben ihr Selbstsicherheit. Sechs Monate später hatte sie über zwölf Kilo abgenommen. Sie fühlte sich gut und sah phantastisch aus. Die Männer wurden auf sie aufmerksam.

Und plötzlich hatte sie einen niedrigen Blutzuckerspiegel und zwei Pfund zugenommen. Wir diskutierten über die mögliche Ursache und fanden heraus, daß sie eine schreckliche Angst davor hatte, zurückgewiesen zu werden. Es war besser, dick und unattraktiv zu sein, um so Distanz herstellen zu können. Als sie wieder anfing, mit Männern auszugehen, brachen die alten Ängste hervor, so daß sie unbewußt einen Snack vergaß, ein reichhaltiges Mittagessen einnahm oder nachts einen Imbiß verzehrte. Wir kamen darin überein, daß sie weitermachen sollte. Sie sprach mit guten Freunden über ihre Ängste und die Vergangenheit, die sich nicht wiederholen müßte. Sie konzentrierte sich auf das gute Gefühl, das sie hatte, wenn sie sich im Spiegel betrachtete, und freute sich über die hübschen Kleider, die sie sich gekauft hatte. Sie führte auch sehr gewissenhaft ihr Ernährungstagebuch. Und indem sie ihr Augenmerk auf die positiven Dinge richtete, die der Gewichtsverlust mit sich brachte, konnte sie ihre Ängste überwinden. Heute hat Linda ihr Ziel erreicht und lebt glücklich mit einem Mann zusammen.

Ablenkung oder »Wenn ich mich auf diese fünf Pfund konzentriere, muß ich mich nicht auf mein Leben konzentrieren«

Mary hatte offensichtlich alles, was der Mensch braucht. Als sie die Tür zu meinem Büro öffnete, fragte ich mich, weshalb sie hier war. Sie war groß und schlank, gut gekleidet, einfach attraktiv. Sie lachte verlegen und sagte: »Es klingt so albern, aber ich kann einfach nicht diese letzten fünf Pfund abnehmen.« Ich war einverstanden, mit ihr zu arbeiten. Wenn Mary fünf Pfund abnehmen wollte, um ihr Image aufzupolieren, würde ich ihr natürlich helfen, dieses Ziel zu erreichen. Es ist meine Aufgabe zu helfen und nicht zu urteilen. Innerhalb von zwei Wochen hatte Mary einen exzellenten Blutzuckerstatus erreicht. Ohne Schwierigkeiten nahm sie drei Pfund ab. Dann passierte etwas. Mary sagte ihre nächste Verabredung ab. Sie kam zwei Wochen später und hatte die drei Pfund wieder zugelegt. Sie regte sich fürchterlich auf und redete nur noch darüber, daß sie abnehmen müsse. Ich fragte sie ganz direkt: »Mary, es geht doch nicht um Gewicht. Wovor laufen Sie davon?« Mary seufzte. Sie zögerte und erzählte mir dann, daß sie und ihr Ehemann ein Problem hätten. Sie schienen sich ständig zu streiten, arbeiteten gegeneinander. Sie waren seit achtzehn Jahren verheiratet, aber schon der bloße Gedanke an eine Trennung machte ihr große Angst. Offensichtlich war es einfacher, über fünf Pfund Übergewicht nachzudenken als über ihre Ehe. Aber Mary ging das Problem an, sie schob es nicht mehr beiseite. Sie und ihr Partner suchten eine Eheberatung auf und beschlossen, Pläne für eine gemeinsame Zukunft zu machen.

*Schuld oder »Ich bin eine schreckliche Person.
Ich muß etwas zu essen haben. Ich fühle mich so schlecht«*

Andy war ein Patient, der zu mir kam, nicht um abzunehmen, sondern um wieder gesund zu werden. Er litt an einem Magengeschwür und brauchte eine Spezialdiät. Er machte gerade eine stressige Zeit durch. Seine Frau war an der Westküste und besuchte die verheiratete Tochter. Er vermißte sie sehr und fühlte sich einsam. Sein Sohn, auf den er so stolz war, war gerade vom College geflogen. Und Andy selbst hatte alle Mühe damit, seinen Zustand und damit seinen Streß unter Kontrolle zu halten. Sein Blutzuckerspiegel war zufriedenstellend. Aber sobald er seine tägliche Arbeit aufnahm, fiel er ab. Woche für Woche standen in seinem Ernährungstagebuch Dinge, die er nach dem Abendessen verzehrt hatte. Diese Lebensmittel – Obst, Kuchen und Milchshakes – brachten nicht nur seinen Blutzuckerspiegel aus der Balance, sie verursachten auch körperliche Schmerzen. Sie ließen sein Geschwür wieder aufbrechen. Nach ein paar weiteren Sitzungen hatten wir herausgefunden, was seinen emotionalen Hunger verursachte. Auch er benutzte das Essen als Ablenkung von seinen negativen Gefühlen – seiner Einsamkeit, weil er seine Frau vermißte, und den Schuldgefühlen, weil sein Sohn gescheitert war. Seine verdrängten Emotionen hatten sich bei ihm auch körperlich – in Form des Magengeschwürs – manifestiert.

*Angst vor Erfolg oder »Natürlich möchte ich Karriere machen.
Bitte noch einen Teller Nudeln«*

Susan war Absolventin einer renommierten Schule und fest entschlossen, an die Spitze einer großen Firma zu gelangen. Es dauerte fünf Jahre – und sie war Vizepräsidentin. Genau zu diesem Zeitpunkt begann auch Ihre »Freßkarriere«. Bei jeder Auszeichnung, jeder Beförderung aß sie mehr. Bald hatte sie vierzig Pfund Übergewicht und das Gefühl, keine Kontrolle mehr über sich zu haben.

Nachdem Susans Blutzuckerspiegel wieder seinen normalen Wert erreicht hatte und sie abzunehmen begann, erkannte sie, daß sie schreckliche Angst vor Erfolg hatte, vor dieser aggressiven Art, die man brauchte, um dahin zu kommen, wo sie war. Aber hinter dieser »einfachen« Angst verbarg sich noch mehr. Die Ursachen für Susans emotionalen Hunger lagen viel tiefer.

Das Leben ist hart oder »Ich muß mir was gönnen«

Sein Gehirn abzuschalten, ist eine beliebte Methode, die Diät zu sabotieren. Wir hören für einen Tag, eine Woche oder einen Monat auf, uns mit dem Essen Mühe zu geben. Für viele von uns bedeutet Urlaub Freiheit und damit alles, was mit Diät zusammenhängt, zu vergessen. Tatsächlich habe ich in den Sommermonaten dramatisch weniger Patienten; sie kommen wie Schulkinder im Herbst zurück. Dasselbe

---

Der Partylöwe

Gehen Sie gern auf Partys, bereit, sich ohne Ende zu amüsieren? Wenn ja, so haben Sie bei Ereignissen wie Polterabend, Hochzeit, Kellerfesten oder Geburtstagspartys einen Freibrief zu essen, was Sie wollen, und gerade soviel, daß Sie sich gut fühlen. Aber denken Sie an die folgenden vier Regeln:
1. Ihr Blutzuckerspiegel muß ausgeglichen sein.
2. Das Essen, das Sie wählen, muß angemessen sein.
3. Das Essen muß Ihnen wirklich schmecken.
4. Sie sollten von Ihrem Lieblingsessen so wenig wie möglich essen, gerade so viel, daß Ihre Geschmacksknospen zufriedengestellt werden.

Diese Regeln funktionieren – für das tägliche Leben wie für Partys. Greifen Sie zu Kuchen, Champagner und Appetithappen – wenn Sie meine Auswahlregeln befolgen, ist dieser spezielle emotionale Hunger von kurzer Dauer.

Phänomen tritt auch in den Weihnachtswochen auf. In dieser Zeit feiern die Menschen und genießen das Leben, schieben ihre guten Vorsätze bis »nach Neujahr werde ich ...« hinaus.

Aber muß das so sein? Wäre es nicht besser, auch im Urlaub oder zu Weihnachten an einen ausgeglichenen Blutzuckerspiegel zu denken, um sich vital zu fühlen und gut auszusehen?

Die Saboteure aus der Vergangenheit

In uns lebt die Vergangenheit. Das heißt, wir haben Muster und Verhaltensweisen verinnerlicht, die in unserer Kindheit angelegt wurden und bis heute fortbestehen: Meine Mutter soll mich lieben. Mein Vater soll mich anerkennen. Ich möchte das perfekte Kind sein, das meine Eltern sich gewünscht haben. Ich möchte alles richtig machen, um Schuldgefühle loszuwerden. Ich möchte meiner Mutter eine Freundin und keine Konkurrentin sein. Solche Gefühle rufen die Vergangenheit zurück, beeinflussen unser Eßverhalten und sabotieren unsere guten Vorsätze. Wir vergessen, daß wir als Kind keine Schokoladenkekse, dafür aber Zärtlichkeit gebraucht hätten, und statt der Lieblingsmahlzeit bei guten Schulnoten, Anerkennung.

> Kommt Ihnen das bekannt vor?
>
> Wenn jemand die magischen Worte »Sie haben aber genug abgenommen« sagt, glaubt man ihm sofort und verspeist mit Genuß gleich etwas Süßes. Man beginnt wieder, ohne Sinn und Verstand zu essen, und hört sofort auf, Diätlebensmittel einzukaufen Schließlich braucht man sie nicht mehr!

Die Tochter und der Spiegel

Sowohl Lilys Mutter als auch Großmutter waren schlank, Lily selbst aber wog mehr als hundertneunzig Pfund. Sie konnte sich gar nicht mehr daran erinnern, jemals weniger gewogen zu haben. »Es war meine Rolle«, erzählte sie mir später, als der emotionale Hunger ihren hart erarbeiteten Gewichtsverlust zu sabotieren begann. »Joe, mein Bruder, war Student, Marge, meine Schwester, eine Schönheit, und ich die Dicke.« Lily behielt diese Rolle bis ins Erwachsenenleben bei. Schließlich war Dicksein die einzige Rolle, die sie kannte und die ihr Sicherheit und Vertrauen gab. Ihre Familie redete ihr ständig ein, sie müsse abnehmen. »Es war meine Identität. Ich kann mich nicht daran erinnern, daß meine Eltern mit mir über etwas anderes als über mein Gewicht gesprochen hätten.« Lily nahm mit meiner Diät weiterhin ab. Daß sie die Ursache für ihre Eßstörung identifiziert und erkannt hatte, half ihr, sie zu überwinden. Sie veränderte sich äußerlich, färbte ihre Haare blond, legte nun einen roten Lippenstift auf und trug Kleider, die ihre Figur betonten. Als sie ihre Mutter an einem Wochenende besuchte, trug Lily eine neue Seidenbluse. Ihre Mutter bewunderte sie und wollte sie anprobieren. »Mom«, meinte Lily, »was willst du? Sie wird dir zu groß sein.« Aber genau das Gegenteil war der Fall. Als Lilys Mutter die Bluse anprobierte, war sie zu klein. Lilys Rolle, dick zu sein, war in ihr so tief verwurzelt, daß sie sich selbst immer noch so sah. Für sie war ihre Mutter immer noch viel schlanker als sie selbst. Ich ließ Lily vor einen großen Spiegel treten. »Schauen Sie, Sie sind dünn. Sie sind dünner als Ihre Mutter. Das bedeutet aber nicht, daß Sie Ihren Platz in Ihrer Familie verloren haben oder keine gute Tochter mehr sind. Es ist nur eine Veränderung. Ihre Rolle ist nicht länger die einer Dicken.« Mit meiner Hilfe und mehreren offenen Gesprächen mit der Familie verstand Lily schließlich, was mit ihr passiert war.

> »Dicke Menschen, die in einem dünnen Körper leben« – das ist nicht nur ein Klischee. Eine Untersuchung in Pennsylvania, die an Frauen und Männern, die eine Diät machten, durchgeführt wurde, hat gezeigt, daß sie nur deshalb immer wieder Gewicht ansetzten, weil sie sich selbst noch für dick hielten.

Die passende Strafe

Essen ist nicht immer nur eine Waffe, es ist auch Strafe für imaginäre Vergehen – Vergehen, die zum Auslöser für Essen werden. Saboteuren aus der Vergangenheit haftet auch etwas masochistisches an. Ein solcher Mechanismus läuft wie folgt ab:

1. Meine Mutter sendet immer widersprüchliche Signale aus.
2. Sie bewirken, daß ich mich wütend und verwirrt fühle.
3. Diese Wut erzeugt Schuldgefühle.
4. Ich bin eine schreckliche Person.
5. Ich muß mich bestrafen.
6. Ich werde dick und kann damit zwei Fliegen mit einer Klappe schlagen: Ich schlucke meine Wut hinunter und mache mein Übergewicht zu meinem Vergehen und zugleich zu meinem Richter.

Denken Sie darüber nach. Wenn Sie an starkem Übergewicht leiden, ist es möglich, daß Sie sich selbst hassen und Ihr Leben als schrecklich empfinden. Solche Gefühle können zu einer sich selbst erfüllenden Prophezeiung werden.

Die Gegenstrategie

Der Drang zu essen kann sehr mächtig sein, aber wie Donna können Sie etwas dagegen unternehmen. Sie konnte die Denkweise Ihrer Mutter nicht verändern, aber ihre eigene Reaktion darauf. Vor dem Besuch bei ihrer Mutter bereitete sie sich mental vor, indem sie ihren emotionalen Hunger identifizierte und erkannte:

- Mutter als Konkurrent
- Schuld
- Ärger
- Alte Familienrolle

Sie steht immer noch nicht über den Dingen, aber wenn ihre Mutter eine Bemerkung über ihr Gewicht macht, kann sie sie ignorieren. »Es ist ja nur ein Tag, denke ich mir, und ich versuche, so gut es geht, meinen Blutzuckerspiegel zu halten. Er ist eine mächtige Waffe gegen den emotionalen Hunger.« Auch Sie können Ihren emotionalen Hunger in den Griff bekommen. Beginnen Sie damit, indem Sie Ihren speziellen »inneren Dickmacher« identifizieren.

Gehen Sie wie folgt vor:
1. Sorgen Sie für einen guten Blutzuckerspiegel, so daß Sie in der Lage sind, Ihre Emotionen und Gedanken unter Kontrolle zu halten.
2. Studieren Sie Ihr Ernährungstagebuch.
3. Analysieren Sie die Ergebnisse aus dem »Hungerquiz« (Seite 106 ff.).
4. Erkunden Sie, was Sie wirklich empfinden, und essen Sie die für Ihre emotionale Befindlichkeit geeigneten Nahrungsmittel.
5. Versetzen Sie sich in vergangene Situationen. Fragen Sie sich, ob Sie beispielsweise dieses Eis wirklich essen wollten. Spüren Sie nach, und entdecken Sie, was wirklich in Ihnen vorgegangen ist. Vielleicht waren Sie mit Freunden zusammen und wollten nicht mit einer Diät die Aufmerksamkeit auf sich lenken, oder Sie waren wütend über Ihre Pfunde und haben aus Frust gegessen. Vielleicht hatten Sie aber auch einen harten Arbeitstag hinter sich und fühlten sich erschöpft und müde.
6. Schreiben Sie Ihre Gedanken in ein Notizbuch, zu dem niemand sonst Zugang hat.

So erkennen und bekämpfen Sie Ihren persönlichen Dickmacher

Stopp – wenn Sie nach einem ungeeigneten Lebensmittel greifen wollen. Widerstehen Sie ihm, auch wenn Ihr Blutzuckerspiegel in Ordnung ist. Fragen Sie sich, was Sie wirklich fühlen. Legen Sie eine Pause ein.

Dadurch lenken Sie sich von Ihrem inneren Dickmacher ab. Wenn Sie das Verlangen nach einem solchen Lebensmittel überkommt, sagen Sie nicht sofort nein, sondern warten Sie etwa zwanzig Minuten. Diese Verzögerung unterbricht das Muster. Sie gibt ihnen die Chance, Ihre wahren Bedürfnisse zu erkennen und zu entscheiden, was Sie wirklich wollen. Dabei könnten Sie feststellen, daß Ihnen eine »emotionale Nahrung«, wie etwa ein Telefonanruf bei einem Freund, mehr Befriedigung gibt. Manchmal reicht diese zwanzigminütige Verzögerung aus, um die Eßgelüste loszuwerden. Wenn Sie sie jedoch noch immer verspüren, sollten Sie mit sich selbst einen Handel machen. Essen Sie eine Karotte oder einen anderen schwer kaubaren Snack. Wenn das immer noch nicht funktioniert, greifen Sie zu einer Soforthilfe. Und wenn auch das nichts bringt, essen Sie so wenig wie möglich von dem so sehr ersehnten Nahrungsmittel und bleiben gelassen. Sobald Sie die Stoffwechseldiät verinnerlicht haben, hat auch der emotionale Hunger keine Macht mehr über Sie. Das folgende Kapitel zeigt Ihnen, wie Sie die Stoffwechseldiät in verschiedenen, ganz alltäglichen Situationen umsetzen und zu einem Teil Ihres Lebens machen können.

KAPITEL 6

DIE STOFFWECHSELDIÄT IN VERSCHIEDENEN LEBENSSITUATIONEN

Folgender Brief einer Patientin erreichte mich eines Tages:

> Liebe Adele,
> ich fühle mich großartig! Ich verbrachte fünf Tage damit, meinen Blutzuckerspiegel unter Kontrolle zu bringen, und nun ist er seit Wochen stabil. Ich habe nach meinen persönlichen Dickmachern gefahndet, und es besteht kein Zweifel: Ich bin durch und durch ein »Zuckerbaby«. Ich gehe meinem Problem auf den Grund und lerne immer mehr über mich und meine Verhaltensmuster. Aber ich werde nervös. Was nun? Wie kann ich mir diese Diät aneignen? Wie kann ich sicher sein, daß ich sie immer einhalten werde, egal, wo ich bin? Wie schaffe ich es dabeizubleiben?
>
> Blutzuckerspiegel gut, aber nervös.

Liebe Frau Nervös, lesen Sie dieses Kapitel, und es wird Ihnen gelingen dabeizubleiben!

Ich verbiete die Worte »gut« und »schlecht« im Vokabular meiner Patienten, wenn sie mir beschreiben, was sie in den vergangenen Wochen gegessen haben. Essen macht sie nicht zu guten oder schlechten Menschen. Ich habe sie gefragt, ob sie etwa Fahrerflucht begangen oder eine alte Frau überfallen hätten – denn das wäre schlecht, hat aber nichts mit Essen zu tun.

Die Stoffwechseldiät – am Arbeitsplatz

Benjamin ist Vizepräsident einer großen Firma und extrem zielstrebig. Er versteht es, Probleme zu lösen und Situationen souverän zu meistern. Aber bei der Stoffwechseldiät kam der so klar denkende Benjamin immer wieder aus dem Konzept. Bei Besprechungen aß er seinen schwer kaubaren Snack nicht und war auch nicht in der Lage, die Zeiten für seine Mahlzeiten einzuhalten.

Hier sind nun meine Empfehlungen für die Stoffwechseldiät am Arbeitsplatz:

- ▶ Bringen Sie Karotten oder andere schwer kaubare Snacks einfach zu Ihren Konferenzen mit, um sicherzustellen, daß Sie Ihren Zwei-Stunden-Snack auch tatsächlich einnehmen.
- ▶ Halten Sie den schwer kaubaren Snack in Ihrer Schreibtischschublade diskret verborgen. Essen Sie Ihre Karotte, bevor die Besprechung beginnt.
- ▶ Packen Sie Ihre Snacks am Abend zuvor in einen Plastikbeutel. Selbst wenn Sie morgens in großer Hektik sind, werden Sie Zeit haben, den Beutel aus dem Kühlschrank zu nehmen. Kleben Sie sich zur Erinnerung einen Zettel an die Eingangstür.
- ▶ Verlassen Sie kurz die Konferenz, und gehen Sie statt in die Cafeteria in Ihr Büro, um Ihre Snacks zu essen.
- ▶ Gönnen Sie sich ein rasches, aber für Sie geeignetes Frühstück, bevor Sie Ihre Wohnung verlassen, zum Beispiel eine Scheibe Brot mit einer Scheibe Käse oder Huhn, eine Reisfrikadelle mit etwas Butter – das genügt.
- ▶ Wenn Sie es nicht gewöhnt sind zu frühstücken, überlegen Sie am Abend zuvor, was Sie essen wollen. Planen Sie Ihre Morgenmahlzeit genau so sorgfältig wie die Garderobe für den nächsten Tag.
- ▶ Bringen Sie Ihre schwer und leicht kaubaren Snacks in Ihrem Aktenkoffer neben Terminkalender und Akten unter (natürlich in Plastikfolie gewickelt).
- ▶ Essen Sie Ihre Snacks beim Gehen, im Taxi, zwischen den Meetings, beim Autofahren – aber achten Sie darauf, daß die vorgegebenen Zeiten eingehalten werden.
- ▶ Wählen Sie für das Mittagessen ein Restaurant, das Ihnen die Blut-

zuckerkontrolle erleichtert, etwa ein japanisches oder ein Lokal, in dem Mittelmeerküche angeboten wird; aber auch andere Gaststätten sind geeignet, wenn Sie wirklich fest entschlossen sind, Ihre Diät einzuhalten.

▶ Essen Sie kleine Mengen schwer kaubares Gemüse, bevor Sie zum Mittagessen in das Restaurant gehen, für den Fall, daß es dort so etwas nicht gibt. Dies bewahrt sie vor Versuchungen.
▶ Stellen Sie sich einen Wecker, so daß Sie über der Arbeit Ihre schwer kaubaren Snacks nicht vergessen.
▶ Planen Sie voraus. Besorgen Sie sich Ihr Essen für die folgende Woche am Wochenende oder an einem bestimmten Abend wochentags. Kaufen Sie »Soforthilfen« beim Gemüsehändler auf dem Weg nach Hause, um immer frische Produkte vorrätig zu haben.
▶ Denken Sie praktisch: Gewaschene Babykarotten, vorgeschnittener und gewaschener Blumenkohl und Brokkoli, gemischte Salate, Chinakost aus Tofu und gedünstetem Gemüse erleichtern die Diät.
▶ Verbringen Sie Ihre freien Mittagsstunden mit Gymnastik, oder gehen Sie zur Maniküre oder Gesichtspflege. Behandeln Sie sich gut. Sie verdienen es!

Die Stoffwechseldiät – auf Partys

Ellies beste Freundin bat sie, bei ihrer Hochzeit in zwei Monaten Brautjungfer zu sein. Ellie war über die Ehre erfreut, aber sie hatte auch Angst. Wie paßte sie bloß in eines dieser engen Kleider? Es würde ihr nicht gelingen, die zwanzig Pfund rechtzeitig abzunehmen. Und wie konnte sie der Cocktailstunde, den Aperitifs, dem Hochzeitskuchen entkommen? Unmöglich! Je näher der große Tag kam, desto aufgeregter wurde sie. Hier sind einige der Empfehlungen, die ich Ellie gab, so daß sie bei der Hochzeit den Stoffwechseldiätplan einhalten konnte. Diese Empfehlungen eignen sich auch für Partys:

▶ Lassen Sie zuerst alle anderen ans Buffet gehen. Wenn Sie dann an der Reihe sind, sieht es nicht mehr so einladend aus.
▶ Werfen Sie einen Blick auf alle Vorspeisen, bevor Sie sich für eine entscheiden. Wenn Ihnen mehrere verlockend erscheinen, machen Sie sie zu Ihrem Hauptgang – oder nehmen Sie ein paar als Extras.

Nehmen Sie Ihre Ration an Eiweiß und stärkehaltigen Kohlenhydraten zu sich. Bei der Hauptmahlzeit greifen Sie einfach zu Salat und Gemüse. (Und natürlich, schadet auch eine kleine Portion Eiweiß und Stärke nicht, wenn das Essen einladend aussieht.)
- Sagen Sie einfach nein, wenn der Ober mit einem Getränketablett vorbeikommt.
- Halten Sie sich an einen gespritzten Weißwein, nachdem Sie ein einfaches Mineralwasser getrunken haben. So können Sie durch den Raum gehen, ohne sofort zu einem neuen Drink aufgefordert zu werden.
- Vermeiden Sie zuckerhaltige Drinks: Piña Coladas, Margaritas, Whisky-Soda – sie enthalten alle raffinierten Zucker und Alkohol.
- Halten Sie sich möglichst weit entfernt vom Buffet und der Bar auf.
- Tanzen Sie, wenn Sie Musik hören.
- Essen Sie einen schwer kaubaren Snack, bevor Sie ankommen, entweder im Auto oder Taxi bzw. im Bus. Sie werden sich satt und ausgeglichen fühlen.
- Nehmen Sie ein leichtes Abendessen mit viel Gemüse und nur einer halben Portion der zugeteilten Eiweißmenge zu sich, bevor Sie aus dem Haus gehen. So können Sie zwei oder drei weitere Portionen an Eiweiß, Stärke und weiteres Gemüse bei der Party essen, ohne Ihr Programm zu verändern.
- Machen Sie die Party zu einer Gelegenheit, um »Ihre Lieblingsspeise« zu essen, und genießen Sie es.
- Entscheiden Sie vorher, an welche zwei Kategorien von Lieblingslebensmitteln Sie sich halten wollen. Sie werden geradewegs zu Kaviar und den gefüllten Champignons – und/oder zu den leckeren Desserts – greifen.
- Tragen Sie etwas, daß Ihre neue Figur betont.
- Gehen Sie zu der Party mit einem ausgeglichenen Blutzuckerspiegel. Ernähren Sie sich zwei Tage vor dem Ereignis vernünftig. Sie werden voller Vitalität und Lebensfreude und überrascht sein, wie wenig das Partyangebot Sie in Versuchung führt.
- Alkohol ist nicht zu empfehlen. Er ist wirklich ein Verführer, denn nach ein oder zwei Drinks wird Ihnen der gute Blutzuckerspiegel egal sein (natürlich nur bis zum nächsten Morgen).
- Wenn Sie in Ihr verlockend aussehendes Lieblingslebensmittel beißen, es aber absolut schrecklich schmeckt, legen Sie es sofort weg.

▶ Wenn Sie zu einer Party gehen und Ihr Blutzuckerspiegel ist nicht ganz in Ordnung, greifen Sie sofort zu Rohkost, und beginnen Sie zu kauen (natürlich ohne Dip).

Partykost

Gute Wahl:
- ▶ Kaviar
- ▶ Rohkost
- ▶ Geräucherter Lachs
- ▶ Sashimi oder, wenn Sie Reis wollen, etwas Sushi, aber nicht zuviel
- ▶ Wenn Sie unbedingt einen Drink wollen, ist das beste ein gespritzter Wein
- ▶ Mineralwasser
- ▶ Gekochte Weinblätter
- ▶ Salsa mit einfachem Brot oder Crackern
- ▶ Gekochte Klöße; Rinder- oder Hühnerspieß

Schlechtere Wahl (aber immer noch erlaubt):
- ▶ Fleischpastete
- ▶ Käse, insbesondere fettreiche Sorten wie Brie und Saint-André
- ▶ Fettkäse oder Sauerrahm
- ▶ Kleine Eierteigwaren
- ▶ Gebratene Klöße
- ▶ Harte Spirituosen
- ▶ Mehr als zwei Gläser Wein

Die Stoffwechseldiät – im Restaurant

Bis vor kurzem hatte Tom immer eine Ausrede, wenn jemand ihn bat, zum Mittag- oder Abendessen mitzugehen. Er galt schon als Geizhals und Spielverderber. Leider war die einzige Person, die den Spaß verdarb, er selbst. Seit drei Monaten machte er die Stoffwechseldiät. Er nahm beständig ab, ein bis zwei Pfund pro Woche. Aber für ihn war das Wort »Diät« gleichbedeutend mit Leiden und geschmacklosem Essen. Selbst wenn seine Lieblingsspeise erlaubt war, hielt er sich an einen exotischen Salat oder Obst. Ich erzählte Tom, daß es nicht notwendig sei, in einem italienischen Restaurant einen trockenen Fisch zu bestellen. Er konnte wieder zum Essen ausgehen und es genießen. Hier sind meine Ratschläge:

- ▶ Bestellen Sie sofort einen grünen Salat ohne Dressing oder etwas Rohkost.
- ▶ Bitten Sie darum, das Brot wegzunehmen oder zumindest neben jemanden zu stellen, der keine Diät macht.
- ▶ Wenn Sie sich in Versuchung geführt fühlen, probieren Sie einfach etwas von der kalorienreichen Vorspeise Ihres Kollegen. Wenn Ihr Blutzuckerspiegel in Ordnung ist, wird das genügen.
- ▶ Nehmen Sie die Gelegenheit wahr, Ihre Lieblingsspeise (oder den Lieblingsdrink) zu sich zu nehmen.
- ▶ Bestellen Sie zuerst. So werden Sie nicht durch die Wünsche der anderen in Versuchung geführt.

> Der Champagnerfreund
>
> Einer meiner Patienten, ein gebildeter Mann von etwa fünfzig Jahren, hatte wochenlang einen ausgewogenen Blutzuckerspiegel. Als ich ihn fragte, was für Herausforderungen auf ihn zukommen werden, zuckte er mit den Schultern. »Oh, da ist eine Hochzeit, aber ich denke nicht, daß das eine Herausforderung ist.« Ich sah ihn an. »Eine Hochzeit? Das ist keine Herausforderung für Sie?« Wir gingen sein Tagebuch am Tag nach der Hochzeit durch. Natürlich hatte er sich an das Programm gehalten und nicht ein Stück Kuchen gegessen. Ich war begeistert, machte mir aber trotzdem Sorgen. Fing er etwa an, mit sich zu streng umzugehen? Würde sich der emotionale Hunger nicht wieder melden, weil er sich benachteiligt fühlte? Mein Patient schüttelte den Kopf. Er hatte einen guten Blutzuckerspiegel und keine Eßgelüste und beschlossen, bei der Hochzeit nichts zu essen. Warum? Die Woche nach der Hochzeit wollte er seinen Geburtstag mit einem Freund, den er jahrelang nicht gesehen hatte, feiern. Er hatte vor, an diesem Abend in seinem Lieblingsrestaurant ausschließlich seine Lieblingslebensmittel zu essen und zu trinken – Kaviar (ohne Crème fraîche) und Wodka – und es sich den ganzen Abend über gutgehen zu lassen. Planung ist eben alles!

- Wählen Sie frisches Obst zum Nachtisch.
- Bitten Sie, das Salatdressing getrennt vom Salat zu servieren.
- Essen Sie einen schwer kaubaren Snack, bevor Sie ins Restaurant gehen.
- Selbst wenn japanisches Essen für kalorienarm gehalten wird, kann es den Blutzuckerspiegel erhöhen: Miso-Suppe enthält reichlich Salz; Sushi ist mit viel Reis zubereitet. Eine bessere Wahl ist Sashimi, mit Reis als Beilage. Oder bitten Sie um Sushi mit wenig Reis.
- Versuchen Sie, das Abendessen rechtzeitig einzunehmen, so daß Ihr Blutzuckerspiegel im »grünen Bereich« bleibt. Wenn das Abendessen um zwanzig Uhr stattfindet, vergessen Sie Ihren schwer kaubaren Snack nicht.
- Versuchen Sie in Lokalen zu essen, in denen es keine Verführer gibt. (Selbst die feinsten französischen Restaurants haben köstlich gegrilltes Fleisch und Gemüse.) Wenn der Ober Ihnen eine falsche Vorspeise bringt, schicken Sie sie zurück, ohne eine Szene zu machen. Gegebenenfalls bestellen Sie Suppe und eine gebackene Kartoffel ohne Zutaten, so daß Ihre Freunde oder Kollegen nicht auf Sie warten müssen.

Die Stoffwechseldiät – auf Reisen oder in der Freizeit

Joan konnte die Ferien kaum erwarten. Seit drei Wochen machte sie die Stoffwechseldiät, sah bereits wunderbar aus und fühlte sich auch so. Obwohl ihr Blutzuckerspiegel perfekt war, machte ich mir Sorgen. Sie schien nur für ihre Reise, eine Kreuzfahrt in die Karibik, abnehmen zu wollen. Sie dachte nicht weiter als bis zu dem weißen Bikini, den sie erstanden hatte. Ich befürchtete, daß sie auf das Schiff gehen und ihr Gepäck in die Kabine bringen würde und dann nur noch Spaß haben wollte. Ich war mir sicher, daß sie ihren Verstand abschalten würde, weil Diät ja Arbeit bedeutete und sie nun ihren heiß ersehnten Urlaub genießen wollte.

Hier meine Empfehlungen, die auch für Geschäftsreisen gelten:

- Packen Sie Ihre Babykarotten und andere schwer kaubare Snacks ein.

- ▶ Machen Sie Gesundheitsläden in der Gegend, in der Sie sich aufhalten, ausfindig. Tofu und Reisfrikadellen sind ein großartiges Frühstück.
- ▶ Seien Sie wählerisch. Fragen Sie nicht nur nach Rohkost, sondern nach einer Kombination aus zwei Karotten, sechs Radieschen und vier Brokkoliröschen.
- ▶ Nutzen Sie den im Hotel angebotenen Fitneßraum und den Swimmingpool. Packen Sie immer Sportkleidung, Turnschuhe und Shorts ein. Die heutigen Stoffe benötigen nicht viel Platz.
- ▶ Denken Sie jeden Tag an Ihr Extra, wenn Sie unterwegs sind, bevorzugt zum Abendessen, wenn Ihr Blutzuckerspiegel den ganzen Tag in einem guten Zustand war. Sie werden dann weniger Eßgelüste entwickeln.
- ▶ Wenn Sie das richtige Frühstück, die richtigen Snacks und das richtige Mittagessen verzehren, haben Sie bereits gewonnen. Sie werden beim Abendessen nicht schwach werden, selbst wenn Sie unterwegs jeden Abend Ihre Lieblingsspeise essen. Denken Sie daran, Ihr Gewicht zu halten.

> Eine Frau auf Reisen
>
> Eine meiner Patientinnen plante ihre erste Reise nach Paris. Sie war ganz aufgeregt und konnte es gar nicht erwarten, dorthin zu kommen. Natürlich wollte sie französisch essen, aber sie nahm ihre Karotten mit ins Flugzeug. Sie und ihr Mann reisten zusammen mit einem anderen Ehepaar, das keine Stoffwechseldiät machte. Sie lachten über die Karotten meiner Patientin. Während sie Croissants und Kaffee zum Frühstück hatten, aß meine Patientin Äpfel und eine Scheibe Neunkornbrot. Das andere Ehepaar mußte um vier Uhr nachmittags dringend einen Mittagsschlaf machen, nachdem es französische Schokolade gegessen hatte. Meine Patientin hingegen war immer noch ganz frisch und versessen darauf auszugehen. So machte sie mit ihrem Mann einen ausgedehnten Spaziergang an der Seine. Und am Abend? Das andere Ehepaar war müde und verschwand kurz nach einem schweren Abendessen ins Bett. Meine Patientin und ihr Ehemann aber gingen in ein Lokal an den Champs-Elysées und tanzten die ganze Nacht. Wer hatte nun die schönere Reise?

Die Stoffwechseldiät –
beim Verwandtenbesuch

Leonora hatte immer ein Problem, nein zu sagen – besonders beim Essen. Wenn sie bei Freunden zu Besuch war, verlangte sie immer eine zweite Portion. Sie mochte es, wenn ihre Gastgeber sich darüber freuten. Und bei Familientreffen? Leonora war wie immer ungezwungen und locker. Sie und ihre große Familie genossen es, die halbe Nacht am Tisch zu sitzen, zu essen, zu trinken und sich zu unterhalten. Als sie zwei Wochen lang mein Programm befolgt hatte, sprachen wir über Essenseinladungen und darüber, was dies für sie bedeutete. Ich konnte sie davon überzeugen, daß sie ein willkommener Gast war, auch wenn sie nur eine Portion aß, und ihre Familie sie liebte, auch wenn sie nur ein Stück Kuchen nahm. Hier sind einige meiner Empfehlungen:

▶ Wenn ein Freund Sie drängt, nun endlich ein Dessert zu nehmen, lehnen Sie freundlich ab, indem Sie etwa sagen: »Es ist wirklich köstlich. Ich genieße es hierzusein, und außerdem sind Sie (oder bist du) ein phantastischer Koch. Ich möchte einfach eine kleine Pause machen.« Wenn alle fertig sind, wird man vergessen haben, daß Sie nichts vom Nachtisch genommen haben.
▶ Wählen Sie diesen Abend für Ihre Lieblingsspeise.
▶ Wenn Ihr Gastgeber Sie fragt, ob Sie eine zweite Portion möchten, denken Sie immer daran, ihm oder ihr ein Kompliment zu machen, bevor Sie sagen, wie satt Sie schon sind.
▶ Verwandte können besonders empfindlich sein. Wenn Ihre Tante Ihnen sagt, daß Sie Ihr Lieblingsdessert gemacht hat, umarmen Sie sie. Erzählen Sie ihr, daß sie super ist und daß Sie später davon essen werden. (Die Umarmung und die Anerkennung sind letztlich alles, was sie wollte).
▶ Wenn Sie bei einem guten Freund oder Verwandten eingeladen sind, rufen Sie vorher an und finden Sie heraus, was es zu essen gibt, oder bieten Sie an, etwa ein Gemüsegericht mitzubringen. Das kann Ihnen bei der Planung helfen.
▶ Erzählen Sie niemandem von Ihrer Diät. Seien Sie auf der Hut vor versteckten Saboteuren.
▶ Denken Sie daran, Sie können die Menschen nicht ändern, aber

Sie können Ihre Art, mit der jeweiligen Situationen umzugehen, ändern. Sie müssen nicht erklären, warum Sie kein zweites Stück von dem gebackenen Seelachs nehmen.

Stoffwechseldiät und persönliche Entwicklung

Mark wollte es nicht glauben, als ich ihm sagte, daß bei der Stoffwechseldiät wenig essen die Ausnahme und nicht die Regel ist. Er war Architekt und saß oft die ganze Nacht über seinen Plänen; er aß dabei häufig ungesunde Junk-food. Ich versprach ihm, daß er das Verlangen danach verlieren und sich auch immer weniger nach Süßigkeiten sehnen würde. Und wenn er gelegentlich doch ein Stück Kuchen aß, wäre es leichter, sich davon zu »erholen«. Es würde ihm mit der Zeit gelingen, seinen Blutzuckerspiegel im Gleichgewicht zu halten.

Drei Monate später verzehrte Mark spät in der Nacht Rotkraut und Blumenkohl. Er bewahrte sein Gemüse im Plastikbeutel neben seinen Blaupausen auf. Hier sind einige meiner Empfehlungen für persönliche Entwicklung:

▶ Analysieren Sie eine Situation vorher: »Habe ich wirklich Hunger? Fühle ich mich unter Druck? Was empfinde ich wirklich? Möchte ich wirklich diesen Kuchen essen?«
▶ Lenken Sie sich ab. Wenn eine Torte Sie in Versuchung führt, rufen Sie am besten einen Freund an. Wenn Sie danach noch immer Appetit auf die Torte haben, dann essen Sie ein Stück oder soviel, daß Sie zufrieden sind.
▶ Lernen Sie Selbstkontrolle. Dies ist besonders schwierig für Frauen, denen beigebracht wurde, daß sie anderen gefallen müssen. Aber Verantwortung zu übernehmen gibt Selbstbewußtsein. Versuchen Sie es, Sie werden es schaffen. Beginnen Sie damit in einem Restaurant. Wenn der Ober nicht das bestellte Gericht gebracht hat, lassen Sie es zurückgehen.
▶ Passen Sie das Programm Ihren individuellen Bedürfnissen an. Ein Beispiel: Wenn Sie Popcorn im Kino mögen, dann gönnen Sie sich einmal in der Woche einen schönen Kinobesuch mit Popcorn. Wenn Sie herausfinden, daß Sie ohne Bananen nicht leben können,

versuchen Sie, die Menge auf die Hälfte zu reduzieren. Nehmen Sie eine halbe Banane als Kontrollsnack, aber niemals morgens. Wenn Sie Koffein brauchen, trinken Sie Ihren Kaffee, aber mischen Sie ihn zur Hälfte mit koffeinfreiem Pulver. Gewöhnen Sie sich das Koffein ab. Es ist meist nur eine Gewohnheit. Versuchen Sie es mit einem völlig koffeinfreien Kaffee oder einem ungesüßten Kräutertee am Nachmittag.
▶ Bekämpfen Sie negative Gedanken. Beeinflussen Sie Ihr Gehirn positiv: Ich habe mich dazu entschlossen, auf einen ausgeglichenen Blutzuckerspiegel zu achten. Ich fühle mich in diesem Zustand wohl. Ich habe so viel Energie. Seit ich abgenommen habe, gehe ich viel öfter aus. Ich habe keine Angst mehr davor, mich mit anderen zu treffen. Ich bin voller Zuversicht. Ist dieser Schokoladeriegel es wert, all das zu verlieren? – Ganz sicher nicht.

Die Stoffwechseldiät – bei Stress

Rita stand unter großem Zeitdruck. Als Herausgeberin eines führenden Modejournals sollte sie innerhalb von zwei Wochen sowohl ein Titelthema als auch ein neues Cover entwickeln. Sie zermarterte sich das Gehirn, aber es fiel ihr nichts ein. Sie machte ein Brainstorming mit ihrem Personal, aber auch das brachte keine neuen Ideen. Sie konnte nicht mehr schlafen, konnte sich nicht mehr konzentrieren und vergaß ihre schwer kaubaren Snacks. Sie war so nervös, daß der emotionale Hunger von ihr Besitz ergriff. Statt Karotten aß sie Kekse – und das die ganze Nacht hindurch. Nun hatte sie gleich mehrere Probleme: die Titelgeschichte, das Cover und die zugelegten Pfunde. Rita befolgte zu diesem Zeitpunkt schon seit mehr als sechs Monaten mein Programm. Aus unseren wöchentlichen Sitzungen wußte sie, was sie zu tun hatte, um unter Streß nicht soviel zu essen. Hier ist ihr Programm:

▶ Wie Sie Menschen nicht ändern können, so können Sie auch eine Streßsituation nicht ändern, aber Sie können Ihre Art, damit umzugehen, ändern.
▶ Wenn Sie unter Streß essen, haben Sie zwei Probleme: die Situation, die den Streß verursacht hat, und den Streß, in den Sie gera-

ten, indem Sie von Ihrem Programm abweichen und so in einen schlechten Blutzuckerstatus gelangen.
- ▶ Wenn Sie in der Arbeit sind oder nur Minuten erübrigen können, versuchen Sie es mit der folgenden Entspannungsübung: Setzen Sie sich gerade auf einen Stuhl. Hängen Sie das Telefon aus. Schließen Sie die Augen. Atmen Sie tief ein, insgesamt fünfmal, und zählen Sie beim Ein- und Ausatmen langsam bis zehn. Öffnen Sie die Augen. Das ist alles. Ich wette, Sie fühlen sich schon besser.
- ▶ Versuchen Sie andere Entspannungstechniken, die nichts mit dem Essen zu tun haben: Meditation, Yoga, Visualisierung, Massage; sie können auch ein gutes Buch lesen oder einen Film anschauen, den Hund spazierenführen, ein mit aromatischem Öl versetztes Bad nehmen, mit einem Freund sprechen, ein Museum besuchen oder im Park in der Sonne sitzen; Bewegung, Spazierengehen, Gymnastik und Fahrradfahren tragen ebenfalls zur Entspannung bei.

Es gibt keine Rückschläge

Wenn Sie im Besitz dieses Diätplans sind, wird er Sie ein Leben lang begleiten. Daher ist es kein Problem, wenn Sie einen Rückfall erleiden. Der Keks, den Sie gerade gegessen haben, ist ein Extra und Teil Ihres Programms. Ebenso der Chef-Salat zum Mittagessen oder die Pommes frites zum Abendessen. Und was ist, wenn Sie sich übergessen? Niemand führt darüber Buch. Statt sich die Haare zu raufen, sollten Sie akzeptieren, was passiert ist. Betrachten Sie die Zeiten, in denen Sie mehr als Ihr Lieblingslebensmittel gegessen haben, als Lehrjahre. Es wird Ihre Zuversicht stärken, wenn Sie wieder im richtigen Gleis sind. Denken Sie daran – die Auswirkungen eines schlechten Blutzuckerstatus können sich erst eineinhalb bis drei Tage nach dem Essen bemerkbar machen, so daß Sie die Folgen des dickmachenden Nachtischs zunächst nicht spüren. Das beste ist, sofort wieder das Programm aufzunehmen. Schreiben Sie in Ihr Ernährungstagebuch, was Sie gegessen haben. Bewegen Sie sich am nächsten Tag ein wenig mehr. Kehren Sie zu den Grundlagen zurück, und essen Sie konsequent Ihre leicht und schwer kaubaren Snacks. Führen Sie einige streßabbauende Übungen durch.

> Vorsicht Dickmacher!
> - Ich muß schon den ganzen Morgen an das Gebäck im Café denken.
> - Ich werde meine Familie bis Freitagabend nicht sehen, und ich bin jetzt schon so angespannt.
> - In zwei Wochen gehe ich auf eine Kreuzfahrt. Ich werde den Plan nicht einhalten können.
> - Ich arbeite einfach zu viel.
> - Ich habe das Gefühl, immer für die ganze Familie sorgen zu müssen, und niemand hat jemals etwas für mich getan.
> - Ich habe ein Bedürfnis nach Zuwendung.
> - Ich habe gerade mit meinem Freund Schluß gemacht.
> - Ich leide gerade am prämenstruellen Syndrom.
> - Mein Sohn/meine Tochter hat mir gerade gesagt, daß er/sie nicht auf die Uni gehen möchte.
> - Ich bin wütend, aber ich weiß nicht worüber.

Wenn eine dieser Aussagen auf Sie zutrifft, sollten Sie hellhörig werden. Führen Sie sorgfältig Ihr Ernährungstagebuch. Versuchen Sie sich an die Grundprinzipien zu halten. Vermeiden Sie verführerische Situationen und schwierige Menschen. Das Gefühl wird vorübergehen. Befriedigen Sie Ihr Bedürfnis mit etwas, das nichts mit dem Essen zu tun hat.

Hier noch ein Wort an alle »Genußmenschen«. Wie ich, genießen sicher auch Sie das Essen. Es ist etwas Wunderbares und ein wichtiger Teil unseres Lebens. Wenn meine Patienten ihre Lieblingsspeise verzehrt haben, bitte ich sie, sie zu beschreiben, mir zu erzählen, an welchem Ort sie sie gegessen haben, wie sie geschmeckt und wie sehr sie es genossen haben. Das gleiche gilt auch für Sie. Genießen Sie – aber vergessen Sie Ihre Karotten nicht!

So geht es nach den fünf Tagen weiter

Nach den fünf Tagen Diät geht es genauso weiter wie bisher. Die Stoffwechseldiät ist ein Lebensstil, ein Programm, das Sie immer und überall begleiten wird. Sobald Sie es verinnerlicht haben, gehört es zu Ihrem

Leben. Wenn Sie mit Ihrem Gewicht zufrieden sind, müssen Sie nur Ihre Portionen ein wenig vergrößern. Essen Sie weiterhin »mäßig«. Mit anderen Worten: Geben Sie das Grundprinzip Ihres Diätplans nicht auf. Fallen Sie nicht in Ihre alten Gewohnheiten zurück. Versuchen Sie, abends nach dem Essen nichts mehr zu sich zu nehmen. Beschränken Sie Ihr Lieblingslebensmittel auf zweimal wöchentlich. Sie sollten immer noch Ihre leicht und schwer kaubaren Snacks verzehren und den Zeitplan Ihrer Mahlzeiten einhalten, aber Sie können mehr essen. Wenn Sie nicht gerade Heißhunger auf Kohlenhydrate überfällt, sind stärkehaltige Produkte gut geeignet, die Nahrungsmenge zu erhöhen. Fügen Sie Ihrer Nahrung täglich eine stärkehaltige Kohlenhydratportion hinzu, oder essen Sie statt dessen ein weiteres Stück Obst. Wenn Ihnen Eiweißprodukte besser schmecken, erhöhen Sie Ihre Proteinmenge auf 55 bis 85 Gramm täglich.

Frauen

Erste Woche

- Fügen Sie täglich eine weitere stärkehaltige Kohlenhydratportion hinzu.
- Dreimal wöchentlich können Sie an alternierenden Tagen (z. B. Montag, Mittwoch und Freitag) zum Mittagessen ein Sandwich statt einer stärkehaltigen Kohlenhydratportion zum Abendessen verzehren.
- Oder fügen Sie an den gleichen alternierenden Tagen ein drittes Stück Obst statt einer Kohlenhydratportion hinzu.
- An den Tagen, an denen Sie kein Sandwich essen, können Sie beispielsweise eine Zwei-Drittel-Tasse Reis (statt einer halben) oder einen etwas größeren Teller Bohnensuppe verzehren.
- Wenn Sie kohlenhydratresistent sind, essen Sie täglich 55 Gramm zusätzliches Eiweiß statt der Stärke.
- Sie können auch etwas mehr Olivenöl an Ihr Essen geben oder mehr Salatdressing hinzufügen.

Zweite Woche

- Wenn Sie nicht zugenommen haben oder immer noch abnehmen, sollten Sie den Plan weiter einhalten, jedoch zusätzlich ein- oder

zweimal wöchentlich folgendes hinzufügen: eine kleine Handvoll rohe Mandeln, eine Tasse einfaches Popcorn oder eine Handvoll ungesalzenes Gebäck.
▶ Wenn Sie feststellen, daß Sie wieder zunehmen, reduzieren Sie diese Extras auf einmal wöchentlich oder einmal alle zwei Wochen.

Dritte Woche und danach

▶ Befolgen Sie diesen Plan, wiegen Sie sich einmal wöchentlich. – Wenn Sie immer noch abnehmen, fügen Sie eine weitere stärkehaltige Kohlenhydratportion oder eine Frucht hinzu.
▶ Sofern Sie kohlenhydratresistent sind, fügen Sie Eiweiß, ein weiteres Stück Obst oder eine halbe Tasse einer stärkehaltigen Kohlenhydratportion (aber nur abends) hinzu.
▶ Wenn Sie zunehmen, essen Sie diese Extras nur jede zweite Woche.
▶ Wenn Sie immer noch zunehmen, lassen Sie das zusätzliche Eiweißprodukt weg.
▶ Wenn Sie immer noch zunehmen, lassen Sie die stärkehaltige Kohlenhydratportion oder das Obst weg.
▶ Denken Sie an körperliche Bewegung, um die Stoffwechselflamme am Brennen zu halten.

Männer

Erste Woche

▶ Fügen Sie jeden zweiten Tag eine weitere stärkehaltige Kohlenhydratportion hinzu.
▶ An alternierenden Tagen (z. B. Montag, Mittwoch und Freitag) können Sie eine weitere Frucht essen.
▶ Sie können zum Mittagessen zwei Brote in Form eines Sandwiches oder eineinhalb Tassen einer stärkehaltigen Kohlenhydratportion zum Mittag- oder Abendessen zu sich nehmen.
▶ Sofern Sie kohlenhydratresistent sind, fügen Sie jeden zweiten Tag etwa 55 Gramm Eiweiß statt der Stärke hinzu.
▶ Sie können Ihr Essen auch mit etwas mehr Olivenöl oder Salatdressing verfeinern.

Zweite Woche

- ▶ Wenn Sie nicht zugenommen haben oder immer noch abnehmen, sollten Sie das Programm weiter fortführen, jedoch zusätzlich ein- oder zweimal wöchentlich eines der folgenden Extras hinzufügen: eine kleine Handvoll rohe Mandeln, eine Tasse einfaches Popcorn oder eine Handvoll ungesalzenes Gebäck. Wenn Sie feststellen, daß Sie wieder zunehmen, reduzieren Sie diese Extras auf einmal wöchentlich oder einmal alle zwei Wochen.

Dritte Woche und danach

- ▶ Befolgen Sie diesen Plan, wiegen Sie sich einmal pro Woche.
- ▶ Wenn Sie immer noch abnehmen, fügen Sie eine weitere stärkehaltige Kohlenhydratportion oder ein Stück Obst hinzu.
- ▶ Sofern Sie kohlenhydratresistent sind, greifen Sie statt dessen zu Protein oder einem weiteren Stück Obst.
- ▶ Wenn Sie zunehmen, essen Sie diese Extras nur jede zweite Woche.
- ▶ Wenn Sie immer noch zunehmen, lassen Sie das zusätzliche Eiweißprodukt weg.
- ▶ Wenn Sie immer noch zunehmen, lassen Sie die stärkehaltige Kohlenhydratportion oder das Obst weg.
- ▶ Denken Sie an körperliche Bewegung, um die Stoffwechselflamme am Brennen zu halten.

Halten Sie sich nicht sklavisch an dieses Programm. Wenn Sie beginnen, mehr Sport zu treiben, werden Sie wahrscheinlich feststellen, daß Sie immer noch abnehmen. In solchen Fällen empfehle ich ein weiteres Extra aus Woche zwei in den Speiseplan aufzunehmen, bis sich das Gewicht stabilisiert hat. Versuchen Sie, gesunde fettarme Lebensmittel in Ihre Ernährung einzubauen, die Sie vielleicht noch nie probiert haben. Essen Sie Ihre Extra-Frucht mit Genuß. Versuchen Sie verschiedene Getreideprodukte oder Pita-Sandwiches zum Mittagessen. Probieren Sie Salsa auf Ihren gebackenen Kartoffeln. Mit anderen Worten, machen Sie sich nicht zu viele Gedanken. Leben Sie einfach! Und wenn Ihr Blutzuckerspiegel ausgeglichen ist, erledigt sich die Diät von selbst.

KAPITEL 7

INSULINRESISTENZ UND KOHLENHYDRATSUCHT

Mein Patient Gregor war ein erfolgreicher Kameramann. Wir sprachen über Nudelgerichte, besser gesagt über die Notwendigkeit, weniger davon zu essen, was für manche eine lebenswichtige Frage sein kann. Gregor machte nun seit sechs Wochen die Stoffwechseldiät. In den ersten drei Wochen ging es ihm großartig; er nahm ab, fühlte sich energiegeladen und hatte keinen Heißhunger mehr. Er führte ein Ernährungstagebuch, und obwohl er gerade einen Film drehte, nahm er seine Karotten und Äpfel mit auf den Set. In der vierten Woche hörte er auf, weiter an Gewicht zu verlieren. Er hatte bis dahin insgesamt elf Pfund abgenommen und wollte noch weitere fünfzehn schaffen, denn

---

Das Zuckerbaby

Ich nenne diese Patienten liebevoll meine Zuckerbabys. Sie sind intelligente, erfolgreiche, kritische Erwachsene, aber sie benehmen sich immer noch wie Kinder, die glauben, ihre Mutter sähe nicht die Schokolade, Gummibärchen und anderen Süßigkeiten, die sie gerade naschen. Alles, was Zucker enthält, müssen sie in sich hineinstopfen. Wenn Sie ein Zuckerbaby sind, werden Sie, wenn Sie sich ein- oder zweimal wöchentlich Ihr Lieblingslebensmittel gönnen dürfen, in der Regel zu einem Nachtisch greifen – selbst bei ausgewogenem Blutzuckerspiegel. Schokolade zieht solche Menschen magisch an, ihre Gedanken kreisen nur noch um Süßigkeiten. Keine Sorge, wenn man dieses Problem erkannt hat, ist man vorbereitet. Man kann seine Wahl treffen: lieber gezielt ein Dessert am Freitagabend im Restaurant statt unkontrolliertes Essen auf dem Heimweg nach einem langen und stressigen Arbeitstag.

er besaß immer noch das, was er selbst als seinen Diät-Pepsi-Bauch bezeichnete. Ich kannte die Anzeichen. Mir war es einmal ebenso ergangen: Gregor war kohlenhydratsüchtig.

Insulinresistenz als Problem

Am 8. Februar 1995 titelte die *New York Times*: »Es stimmt. Nudeln machen dick.« Plötzlich schien die Ernährungspyramide, die seit zehn Jahren Gültigkeit hatte und in erster Linie aus Kohlenhydraten bestand, falsch zu sein. Wir waren wieder zurück bei Stillman und Atkins, also bei viel Protein und strikter Kohlenhydratenthaltsamkeit. Der Artikel schlug hohe Wellen. Bald berichteten Zeitungen im ganzen Land von den Gefahren, die Kohlenhydrate in sich bergen. Selbst aktuelle Tagesnachrichten hatten dieses Thema im Programm. Dies führte zu einer Flut von Büchern über Kohlenhydrate und Kohlenhydratsucht. Selbst bunte Nudeln, Vollkornbrot, Vollkornbrötchen und andere schmackhafte und offensichtlich gesunde, komplexe Kohlenhydrate waren in Diätkreisen verpönt. Die Leute verbannten Kohlenhydrate aus ihrem Speiseplan. Die Nudelregale in den Supermärkten kümmerten vor sich hin, und Brot, selbst die knackigen, pikanten Siebenkornsorten, verschimmelte in den Plastikfolien. In italienischen Restaurants bekam man ohne Vorbestellung einen Tisch. Plötzlich wurden Brot und Nudeln ebenso gemieden wie Butter, Eier, Zucker, Whisky, Steak und Nikotin. Leider!

Die Wahrheit hinter der Kohlenhydratkampagne

Es stimmt, daß einige Menschen insulinresistent oder kohlenhydratsüchtig sind. Dies bedeutet, daß die Insulinausschüttung (Insulin ist das Hormon, das der Körper zum Abbau von Zucker und Stärke produziert) bei Verzehr von Kohlenhydraten nicht normal funktioniert. Die Zellen werden resistent, sie nehmen die Nahrung nicht auf. Der Körper schüttet immer mehr Insulin aus, um diese Kohlenhydrate zu verarbeiten. Schließlich kommt es zu einer Überproduktion an Insulin.

Die Zellen des Körpers sind übersättigt. Das Gehirn erhält die Botschaft, mehr Kohlenhydrate aufzunehmen. Der Insulinüberschuß verstärkt diesen Befehl und macht beispielsweise Lust auf eine ganze Schachtel Pralinen.

Leider stimulieren die Kohlenhydrate, nach denen der Körper nun verlangt, die Insulinproduktion noch weiter. Das überschüssige Insulin kann nicht einfach abgebaut und die aus den Kohlenhydraten erzeugte überschüssige Glukose muß gespeichert werden, und zwar als Fett. Ein Teufelskreis beginnt.

Diät allein hilft hier nicht. Ein insulinresistenter oder kohlenhydratsüchtiger Mensch kann versuchen, mit den fettarmen, kohlenhydratreichen Standarddiätplänen abzunehmen, aber er wird scheitern. Auch wenn solche Menschen ihr Leben lang kalorienarme, kohlenhydratreiche Mahlzeiten essen, werden sie zunehmen. Aber es gibt eine gute Nachricht. Dieses Stoffwechselphänomen trifft nur auf ein Viertel aller Übergewichtigen zu. Aber das hilft Ihnen wenig, wenn Sie zu dem betreffenden Viertel gehören.

INSULINRESISTENT ODER NICHT?

Gregor gehört wie ich zu den fünfundzwanzig Prozent.

Wenn Sie kohlenhydratsüchtig sind und Ihr Blutzuckerspiegel nicht ausgewogen ist, wird nach zwei Tagen ohne Kohlenhydrate der Heißhunger auf Teigwaren so stark, daß Sie entweder mit größter Willensanstrengung dagegen angehen und sich weitere zwei Tage schlecht fühlen oder diesem sofort nachgeben und eine große Menge Spaghetti verschlingen.

Ich hatte von Anfang an vermutet, daß Gregor wegen seiner Lei-

---

Jobfit

Gemäß einem Artikel in der *Los Angeles Times* sollten Sie als Frau über Vierzig vor jeder beruflichen Besprechung Kohlenhydrate meiden. Sie machen müde und unkonzentriert. Bei Männern über Vierzig wirken Kohlenhydrate beruhigend. Sollten Sie jedoch Nudeln zu Mittag essen, könnte dies weniger zur Ruhe als zur Unkonzentriertheit führen.

denschaft für Nudeln und Hefegebäck kohlenhydratsüchtig war, aber ich wollte sichergehen. Der einzige Weg, das ohne Blutuntersuchung in Erfahrung zu bringen, war abzuwarten. Der Körper muß erst einen ausgeglichenen Blutzuckerspiegel aufweisen, bevor man etwas über sein Kohlenhydratverhalten herausfinden kann.

Heisshunger auf Kohlenhydrate – Fehlprogramm des Stoffwechsels

Ob Sie es glauben oder nicht, es gibt ein Leben jenseits von Pastaprodukten. In der Tat, wenn Sie mein Spezialprogramm für Kohlenhydratsüchtige befolgen, werden Ihre Gelüste bald verschwinden. Plötzlich ist es Ihnen egal, ob Sie die Nudeln, das Brötchen oder das Hefegebäck essen oder nicht. Sie werden sich nicht länger wie ein Süchtiger benehmen, auch wenn Sie jetzt abstreiten, je süchtig gewesen zu sein. Wenn Ihr Blutzuckerspiegel in Ordnung ist und sie die Kohlenhydrate für fünf Tage (mit Ausnahme des Brots für das Frühstück) aus Ihren Mahlzeiten gestrichen haben, werden Sie nach drei bis vier Tagen schon einen beachtlichen Unterschied feststellen und sich großartig fühlen.

- ▶ Sie denken nicht immer ans Essen. Sie fühlen sich freier als je zuvor.
- ▶ Sie sind nicht mehr aufgedunsen. Ihr Verdauungssystem arbeitet besser. Sie sehen nicht länger so aus wie das Michelin-Reifen-Männchen aus der Werbung.
- ▶ Sie denken klarer. Sowohl geistig als auch körperlich befinden Sie sich in einem ausgezeichneten Zustand.
- ▶ Sie nehmen leicht ab. Gesicht, Bauch, Gesäß und Hüften sehen schlanker und weniger schlaff aus.
- ▶ Ihr Magen fühlt sich flacher an, und Sie haben weniger Verdauungsprobleme.

Auch wenn ich Ihnen diese Veränderungen beschreibe, wird der Süchtige in Ihnen noch immer in Panik geraten. Ich warte etwa drei Wochen, bevor ich mit meinen Patienten über das Weglassen von Kohlenhydraten spreche. Wie Sie aus Gregors Leidenschaft für Nudeln sehen können, ist der Gedanke, das Brötchen zurückgehen zu lassen, für die meisten insulinresistenten Menschen unerträglich, selbst wenn ihr Blutzuckerspiegel in Ordnung ist. Der erste Schritt, um herauszufinden, ob Sie kohlenhydratsüchtig sind, besteht darin, einfach mehrere Wochen nach der Stabilisierung des Blutzuckerspiegels abzuwarten.

Als zweiten Schritt sollten Sie die Fragen im folgenden Kapitel beantworten.

> Was ist los, Doktor?
>
> Karotten waren lange unter Menschen, die eine Diät machten, das Gemüse der Wahl. Sie sind reich an Vitaminen, Mineralien und Ballaststoffen und ein geeigneter schwer kaubarer Snack in meinem Programm. Aber Karotten sind nicht in jedem Fall empfehlenswert, vor allem dann nicht, wenn Sie kohlenhydratsüchtig sind. Ihre diesbezüglichen Gelüste könnten wieder zurückkehren. Der beste Weg herauszufinden, ob Karotten Ihnen bekommen oder nicht, ist, sie ein paar Tage wegzulassen und anschließend erneut in den Speiseplan aufzunehmen – so können Sie feststellen, ob Sie weiteren Hunger auf Kohlenhydrate entwickeln. Probieren Sie es aus, und urteilen Sie selbst.

SIND SIE INSULINRESISTENT?

Achtung: Führen Sie diesen Test nicht durch, bevor Sie nicht Ihr Fünf-Tage-Programm und mindestens zwei bis drei Wochen das Diätprogramm befolgt haben. Prüfen Sie, ob eine der folgenden Aussagen auf Sie zutrifft. Wenn ja, könnten Sie zum Kreis der Kohlenhydratsüchtigen gehören. Aber seien Sie ehrlich mit sich. Sie werden immer noch Nudeln und Brot essen können. Versprochen!

1. Ihre Vorstellung vom Paradies ist ein »Pasta-Schlaraffenland«.
2. Wenn Sie unkontrolliert essen, aus welchem Grund auch immer, greifen Sie am liebsten zu Brot, Kuchen, Keksen, Getreide- und Nudelprodukten.
3. Sie haben mit einem Teller Nudeln nicht genug.
4. Eine halbe Tasse Nudeln ist für Sie nur ein kleiner Appetitanreger,

ebenso ein Brötchen, ein Cracker oder eine Scheibe Sechskorn-Vollkornbrot.
5. Nach dem Verzehr von Kohlenhydraten haben Sie ein Völlegefühl.
6. Nach einer Kohlenhydrat-Freßattacke nehmen Sie rasch zu.
7. Ihr Gewicht schwankt dramatisch. Sie sind der typische Jo-Jo-Abnehmer.
8. Obwohl Sie ein oder zwei Pfund pro Woche im letzten Monat abgenommen haben, stagniert das Gewicht jetzt, Sie können einfach nicht weiter abnehmen.
9. Sie müssen täglich eine Banane essen.
10. Sie können nicht ohne Orangensaft beim Frühstück leben.
11. Wann immer ein Kollege Ihnen ein Gebäckstück aus der Konditorei anbietet, greifen Sie zu.
12. Sie schauen sich auf einer Speisekarte zuerst den Nachtisch an.
13. Sie kennen jeden Platz in Ihrer Arbeitsstelle, an dem Süßigkeiten liegen.
14. Sie brauchen jeden Nachmittag Ihren Schokoriegel.
15. Sie gehen fast jeden Abend auf einen Drink aus.
16. Wenn sich Brot auf dem Tisch befindet, knabbern Sie gedankenlos daran.
17. Jede Mahlzeit enthält bei Ihnen Stärke.
19. Sie müssen zum Wein immer etwas knabbern.
20. Ein Dessert bedeutet für Sie Zucker und Schokolade. Sie dachten nie an frische Früchte zum Nachtisch.

Wenn Sie mit einem überzeugenden Ja auf einige dieser Fragen geantwortet haben, könnten Sie sehr gut kohlenhydratsüchtig sein. Aber verzweifeln Sie nicht. Ich habe die Diät so modifiziert, daß Sie nicht ganz auf Ihre geliebten Kohlenhydrate verzichten müssen.

Das Programm gegen die Kohlenhydratsucht

Gregor seufzte und lehnte sich in den Armsessel zurück. »Okay, ich bin süchtig. Ich kann nicht ohne meine Kohlenhydrate leben, aber ich möchte trotzdem abnehmen. Was soll ich tun?« Ich antwortete: »Ich verspreche Ihnen, Gregor, daß mein Diätplan in Ihr Leben paßt und

Ihnen bald in Fleisch und Blut übergehen wird.« Er nickte. Seine Gedanken waren immer noch beim Hefegebäck, und sein Gesicht hatte den Ausdruck von »Komm endlich zur Sache«. Das ist genau das, was ich jetzt tun werde. Hier sind meine Empfehlungen. Sie sind leicht zu befolgen, sobald Ihr Blutzuckerspiegel in Ordnung ist.

1. Essen Sie weiterhin Brot zum Frühstück. Sie benötigen die Kohlehydrate am Morgen, um den Blutzuckerspiegel konstant zu halten. Aber dies bedeutet wirklich nur Brot, nicht Reisfrikadellen oder Getreideflocken. (Gregor hörte hier besonders aufmerksam zu. Er wußte, daß er Hefegebäck nur als Lieblingslebensmittel essen durfte, aber immerhin war noch Sechskornbrot erlaubt!)
2. Vergessen Sie das Brötchen zum Mittagessen. (Gregor zuckte mit den Schultern. Es würde leicht sein, den Ober zu bitten, den Brotkorb wegzunehmen. Er konnte sich mit gegrilltem Gemüse und einigen Garnelen »vollstopfen«.)
3. Behalten Sie Ihre Kohlenhydrate zum Abendessen jeden zweiten Tag bei, und lassen Sie Nudeln, Popcorn, Hefegebäck, Weißmehl und weiße Brötchen weg. Ihr Blutzuckerspiegel bleibt mit weniger reaktiven Kohlenhydraten wie Winterkürbis oder Vollwertreis im Gleichgewicht. (Das machte Gregor nachdenklich, aber nachdem ich ihn an Reis, Kartoffeln, Couscous und Linsen oder das Vollkornbrötchen mit etwas Butter erinnert hatte, beruhigte er sich.)
4. Wählen Sie Ihr ein- oder zweiwöchentliches Lieblingslebensmittel aus der Eiweiß- oder Fettliste. Versuchen Sie, die verführerischen Lebensmittel für Kohlenhydratliebhaber, wie Nudeln, Alkohol, Getreideflocken, Kuchen und Kekse, soweit wie möglich wegzulassen. Denken Sie statt dessen an ein delikates Spare-rib-Abendessen mit einer gebackenen Kartoffel und Salat, eine Peking-Ente, eine herzhafte Hühner-Gemüse-Suppe, selbst an Tacos und gebratene Bohnen. (Gregor bekam einen verträumten Blick und war bereit, auf das Hefegebäck zu verzichten.)
5. Befolgen Sie dieses Programm eine Woche, um Ihren Körper zu stabilisieren. Sie sollten sich danach energiegeladener, schlanker und ausgeglichener fühlen. Und plötzlich stellen Nudeln kein Problem mehr dar. (Gregor rieb sein Kinn, überprüfte seine Wangenknochen. »Als ich jünger war«, sagte er mir, »meinten die Leute, ich würde wie James Dean aussehen.«)
6. Wenn Sie Ihre Diätvariante zum Weglassen der Kohlenhydrate

durchgehalten haben, können Sie wieder Nudeln in das Programm aufnehmen, und zwar jeden dritten Tag. Aber denken Sie daran, weniger reaktive Kohlenhydrate sind immer die bessere Wahl: Gemüse, Vollkorn, Obst – und dies bevorzugt gegen Abend. Ein Stück Obst kurz vor dem Abendessen verzehrt, kann helfen, den Wunsch nach Nudeln zu verdrängen, obwohl es drei Tage her ist, seit Sie dieses Gericht gegessen haben. (Und natürlich kann Gregor sein Hefegebäck einmal wöchentlich als Lieblingslebensmittel bekommen, obwohl er dann etwas länger brauchen wird, um seinen Blutzuckerspiegel auszugleichen.)

7. Wenn Sie feststellen, daß Sie selbst nach drei Tagen noch ein Verlangen nach Kohlenhydraten haben, essen Sie einfach einen zusätzlichen Apfel. Dadurch kommen Sie nicht nur zu Ihrem schwer kaubaren Snack, sondern auch zu einem stabilen Blutzuckerspiegel; weil Äpfel sowohl eine natürliche Süße als auch komplexe Kohlenhydrate enthalten, sind sie in der Lage, entweder das Bedürfnis nach Kohlenhydraten zu stillen oder es zu verstärken. Testen Sie, wie es bei Ihnen wirkt.

8. Vorgewarnt ist gewappnet. Vergessen Sie nicht, Ihr Ernährungstagebuch zu führen. Notieren Sie sorgfältig Ihr Befinden, Ihre Stimmungsschwankungen und wie es um Ihre Energie bestellt ist. Dies ist beim Weglassen von Kohlenhydraten wichtig. Unter Umständen essen Sie nur jeden vierten statt jeden dritten Tag Teigwaren, möglicherweise auch nur als gelegentliche Lieblingsspeise. Es hängt davon ab, wie empfindlich Sie auf Kohlenhydrate reagieren; Sie können dies nur dann feststellen, wenn Sie es notieren. (Gregor nahm sein Tagebuch aus seinem Aktenkoffer. Er begann zu schreiben: »Heute beginne ich, den Kohlenhydraten zu entsagen. Ich bin bereit, wie James Dean auszusehen – ohne die Zigarette.«)

Alles Käse oder was?

Ob Sie es glauben oder nicht, sowohl Milch als auch Käseprodukte enthalten Laktose – und das ist ein Kohlenhydrat. Wenn Sie insulinresistent sind, sollten Sie versuchen, Ihren Käsekonsum einzuschränken (und natürlich Getreideprodukte und Milch zu vermeiden). Probieren Sie zur Abwechslung Sojakäse, Putenfleisch oder Thunfisch. Greifen Sie beim Frühstück zu einer Scheibe Vollkornbrot.

WEITER MÄSSIG KOHLENHYDRATE

Leider (oder zum Glück für die Menschen, die kohlenhydratsensitiver sind als andere) ist der Verzicht auf Kohlenhydrate nicht wie das Aufhören mit dem Rauchen. Sie können die Kohlenhydrate nicht einfach weglassen. Erstens brauchen Sie morgens Brot, um Ihren Blutzuckerspiegel zu stabilisieren, zweitens enthalten Kohlenhydrate wichtige Nährstoffe, die Ihr Körper benötigt. Der beste Kompromiß ist nun, sich an die »weniger gefährlichen« Kohlenhydrate zu halten – das heißt an Getreideprodukte und stärkehaltiges Gemüse – und zu versuchen, diese abends anstatt über den Tag verteilt zu essen. So hört der Körper auf, permanent Insulin zu produzieren.

> Ich kann nicht ohne Brot leben!
>
> Diese Feststellung ist für kohlenhydratsüchtige Menschen eine Realität, zumindestens zeitweise. Im folgenden einige Tips:
>
> ▶ Sorgen Sie für einen stabilen Blutzuckerspiegel. Sie reagieren empfindlicher auf Schwankungen als Nichtsüchtige, und wenn Ihr Blutzuckerspiegel in Ordnung ist, bringt das doppelten Gewinn. Es gibt fast nichts (ausgenommen vielleicht Rosenkohl), nachdem Sie keine Gelüste hätten!
> ▶ Verbannen Sie den Brotkorb vom Tisch.
> ▶ Bestellen Sie sofort einen Salat, so daß Sie zusammen mit den Brotessern etwas zu kauen haben.
> ▶ Kaufen Sie einfach keine Teigwaren, Getreideprodukte oder süßes Obst ein.
> ▶ Experimentieren Sie mit exotischem Reis, Bohnen und Linsen zum Abendessen. Vielleicht schmeckt es Ihnen.
> ▶ Trinken Sie im Flugzeug Mineralwasser, und essen Sie Ihre Stangenbohnen oder Karotten. Bitten Sie die Stewardeß, sofort das Brot, das Brötchen oder den Kuchen wegzunehmen.
> ▶ Wenn Sie bei Freunden oder Verwandten zu Abend essen, greifen Sie lieber ein zweites Mal zu proteinhaltigem Essen und Gemüse. Niemand wird überhaupt bemerken, daß Sie die stärkehaltigen Speisen ignoriert haben. (Und wenn doch, sagen Sie Ihrem Gastgeber: »Alles ist köstlich, aber ich bin satt. Danke.«)

Experimentieren Sie, einige Menschen reagieren empfindlicher auf Kohlenhydrate als andere. Überprüfen Sie, welche Kohlenhydrate Ihnen wann bekommen, und passen Sie Ihre Diät entsprechend an.

Es wird viel über Kohlenhydrate geforscht, und da es eine relativ neue Theorie ist, weiß man über sie und insbesondere über die Insulinresistenz einiger Menschen noch längst nicht alles. Aber eines ist sicher: Es ist schwierig, die Kohlenhydrate wegzulassen.

KAPITEL 8

BEWEGUNG – PARTNER DER DIÄT

»Sport ist mehr als Bewegung und Verbrennen von Kalorien. Wenn ich schnell gehe, ist das wie Essen für die Seele«, schrieb ein junger Mathematiklehrer. Wir wissen es alle, es könnte ein Mantra sein: Bewegung und Diät. Bewegung und Diät. Bewegung und Diät. Bewegung ist in jedem Diätprogramm ein sehr wichtiger Programmpunkt. Und die Stoffwechseldiät bildet hier keine Ausnahme.

»Während der fünf Tage der Stabilisierung habe ich nicht an Sport gedacht. Wenn jemand über Jogging oder Gymnastik gesprochen hätte, wäre ich davongelaufen. Aber nun? Ich kann es kaum erwarten, meine Turnschuhe anzuziehen.«

»Es ist schon eigenartig, aber der Zustand des stabilen Blutzuckerspiegels verstärkt den Wunsch nach Sport. Und das gerade bei mir, die ich früher wie ein fauler Sack auf der Couch lag!«

»Bis ich meinen jetzt ausgewogenen Blutzuckerspiegel erreicht hatte, war die Hauptbewegung für mich der Gang zum Kühlschrank. Nun laufe ich zum Einkaufen, gehe zu Fuß die Treppe hinunter und zum Haus eines Freundes. Nichts kann mich mehr stoppen.«

»Ihre Diät ist großartig, aber ich brauche Bewegung, um meinen Stoffwechsel auf Trab zu bringen. Nun fühle ich mich wirklich lebendig!«

Diese Aussagen stammen von Patienten aus allen Altersgruppen und sozialen Schichten.

Bewegung
▶ bringt Ihren Stoffwechsel auf Trab
▶ verbrennt selbst nachher noch Kalorien
▶ fördert den stetigen Gewichtsverlust

- reduziert das Osteoporoserisiko
- reduziert Streß
- strafft die Muskeln
- erhöht den HDL-Spiegel (gutes Cholesterin), der für ein starkes und gesundes Herz wichtig ist
- läßt Sie großartig aussehen und sich auch so fühlen

Wenn Bewegung so wichtig ist, warum wird dann das Kapitel Sport erst so spät im Buch behandelt?

> Geben Sie Eßgelüsten keine Chance
>
> 1992 wies eine fünfzehn Jahre dauernde Studie an 110000 Krankenschwestern einen definitiven Zusammenhang zwischen Fettsucht und koronarer Herzerkrankung nach. Jüngst durchgeführte Untersuchungen zeigten, wie in der *New York Times* berichtet wurde, daß selbst Frauen mit mäßigem Übergewicht ein erhöhtes Herzerkrankungsrisiko aufweisen. Es ist noch gar nicht so lange her, da galt der Speck der mittleren Jahre als völlig unbedenklich. Heute sieht das anders aus. Das Risiko einer Herzerkrankung bei Frauen, die mehr als fünfzehn Pfund Übergewicht auf die Waage bringen und älter als achtzehn Jahre sind, ist doppelt so hoch. Dies heißt jedoch nicht, daß wir alle wie Kate Moss aussehen müssen, aber es bedeutet, daß Diät und Bewegung wichtiger sind als je zuvor. Und der einfachste Weg, das Gewicht zu reduzieren, ist ein Stopp der Eßgelüste – mit der Stoffwechseldiät.

Mehr Energie für Sport

Es ist weder Mangel an Organisation noch Nachlässigkeit, wenn ich micht dem Thema Sport erst jetzt zuwende. Wenn ich Ihnen mein Sportprogramm zusammen mit der Stoffwechseldiät angeboten hätte, hätten Sie wahrscheinlich sofort die Flinte ins Korn geworfen. Nun, nachdem Sie ein paar Wochen die Stoffwechseldiät durchgeführt haben, sind Ihre Batterien wieder aufgefüllt, und Sie strotzen vor Lebensenergie – bereit, es mit der Welt aufzunehmen. Und genau jetzt bringe ich den Sport ins Spiel. Ich schlage zu Beginn vor, zwei oder drei Tage etwas zu tun, was Sie wirklich gerne machen. Langsam erarbeiten wir uns dann einen Sportplan, der aus aeroben und kräftigenden Übungen an vier bis fünf Tagen in der Woche besteht.

Balsam für die Seele

Joseph war als Teenager und junger Erwachsener sehr aktiv und Star sowie Kapitän seines Basketballteams in der High-School. Selbst während seines sehr zeitaufwendigen Studiums an der juristischen Fakultät, gelang es ihm, ein Workout in der Sporthalle der Universität vor oder nach den Vorlesungen einzulegen. Etwas veränderte sich in ihm, als er seine Tätigkeit in einem angesehenen Anwaltsbüro in San Diego aufnahm und den Sport an den Nagel hängte. Vielleicht war es der Arbeitsdruck, der Zwang, immer Spitzenleistungen zu erbringen, vielleicht aber gab es auch andere Gründe, daß Joseph plötzlich mit Schrecken erkannte, den Rest seines Lebens mit Power-Frühstück, Business-Lunch und Geschäftsabendessen verbringen zu müssen, bei denen er sich, um Streß abzubauen, zwei oder drei Drinks vor dem Essen genehmigte und dann irgendein Gericht bestellte, egal wie fett- oder zuckerhaltig es war.

Joseph hatte im Lauf der Zeit fünfunddreißig Pfund Übergewicht zugelegt und seine sportliche Betätigung vollkommen eingestellt. Als er mich anrief, um mit mir einen ersten Termin während seiner nächsten Reise nach New York zu vereinbaren, unterhielten wir uns ein bißchen am Telefon. Ich habe ihm vorgeschlagen, die zwei Wochen bis zu unserem Treffen ein Ernährungstagebuch zu führen. Außerdem machte ich ein paar Vorschläge, wie er die mangelnde Bewegung ausgleichen könnte, indem er etwa die Treppe nahm statt den Aufzug oder abends mit seinem Hund lange spazierenging. Ich riet ihm auch dazu, mit sich selbst eine Vereinbarung zu treffen, um wirklich Zeit für den Sport einzuplanen, beispielsweise nach der Vier-Uhr-Besprechung am Montag. Erst mal nur für einen Tag, um den Rest der Woche wollten wir uns später kümmern.

Zwei Wochen später trafen wir uns. Ich erklärte ihm die Stoffwechseldiät. Nachdem er sein Erstaunen über den logischen und einfachen Aufbau sowie die Effiziens geäußert hatte, erzählte er mir, daß er ein Baseballteam aus Kollegen zusammengestellt habe. Außerdem war er meinem Vorschlag, abends mit dem Hund spazierenzugehen, gefolgt. Er hatte ein schlechtes Gewissen, nicht genügend Zeit mit ihm verbracht zu haben, da große Retriever viel Bewegung brauchten. Bei einem seiner Spaziergänge mit dem Hund hatte er eine Gruppe junger Männer bemerkt, die im Park Baseball spielten. Er hatte ihnen eine Weile zugesehen, bis ihn nach zehn Minuten einer der Männer aufforderte mitzuspielen. Er hatte jedoch verneint, mußte aber plötzlich an seine Jugendzeit denken. Er wollte um alles in der Welt wieder auf einem solchen Platz stehen. Joseph hatte mit den Männern gesprochen und erfahren, daß sie alle für verschiedene Anwaltsbüros arbeiteten. So war er auf die Idee gekommen, selbst so etwas zu organisieren. Joseph spielt nun zweimal wöchentlich Baseball, nicht nur, weil es gut für ihn ist, sondern weil er es mag.

Die Framingham-Studie

Vor fünfundzwanzig Jahren begannen Forscher eine Langzeitstudie an fünftausend Männern und Frauen in Framingham, Massachusetts, um herauszufinden, welche Risikofaktoren für koronare Herzerkrankungen verantwortlich sind. Sie stellten fest, daß diese in Verbindung mit dem Lebensstil stehen. Diese Erkenntnis wurde in den folgenden Jahren auch bestätigt. Die Risikofaktoren sind:
1. Bluthochdruck
2. Erhöhter LDL-Cholesterinspiegel
3. Rauchen
4. Sitzende Lebensweise
5. Streß
6. Fettsucht
7. Diabetes
8. Familiäre Voraussetzungen

Auch die Gene spielen eine Rolle bei der Entstehung dieser Risikofaktoren, ebenso die Umwelt. Das Erlernen schlechter Gewohnheiten in einem frühen Alter, häufig in Zusammenhang mit Übergewicht, trägt dazu bei, diese Risikofaktoren zu verstärken.

Das Fünf-Punkte-Sportprogramm für mehr Vitalität

Punkt 1: *Jeder kennt den Nutzen von Bewegung, aber nur, was wir gerne tun, behalten wir auch bei*

Ohne es zu bemerken, hatte Joseph auf etwas zurückgegriffen, das er in seiner Jugend wirklich gerne getan hatte: das Baseballspielen. Erinnern Sie sich, als Kind waren Sie ein Energiebündel, Sie wollten und mußten sich bewegen, sich austoben und Ihre Neugierde befriedigen. Je älter Sie wurden, um so weniger Spaß machte auf einmal Bewegung. Sie wird zu etwas, das man tut, um gesund zu bleiben, und paßt nicht mehr so recht in den Tagesablauf. Für mich ist Bewegung Nahrung für die Seele. Bewegung ist anregend. Ganz egal, ob Ihre Neigung dem Tanzen, Inline-Skaten oder Ballspielen gilt – wenn Sie eine Sportart betreiben, die Ihnen Spaß macht, tun Sie Ihrer Seele und Ihrem Körper etwas Gutes. Finden Sie also heraus, welche Art von Bewegung Ihnen am meisten zusagt. Doch bevor Sie ein Sportprogramm beginnen, sollten Sie sich von Ihrem Hausarzt durchchecken lassen. Hier einige Empfehlungen:

Walking (Gehen)

Die ideale Bewegung für alle, unabhängig von Alter und Geschlecht. Eine Untersuchung an aktiven und inaktiven Frauen in den Altersgruppen siebzig bis neunundsiebzig und neunzehn bis zwanzig Jahre hat ergeben, daß aktive Siebzigjährige eher den jungen aktiven Neunzehn- bis Zwanzigjährigen ähneln als ihren inaktiven Altersgenossinnen. Diese Frauen – die alle Walking praktizierten – konnten in bezug auf Gleichgewicht, Kraft und Elastizität ohne weiteres mit den jungen Erwachsenen verglichen werden. Walking ist auch ein guter Streßkiller. Eine Umfrage bei über siebzehnhundert Hausärzten, die von der Zeitschrift *The Physician and Sports Medicine* durchgeführt wurde, hat ergeben, daß die meisten von ihnen Sport verordneten – nämlich achtzig Prozent gegen Depressionen und sechzig Prozent gegen Angst. Und überwältigende neunzig Prozent schlugen Walking vor. Beginnen Sie mit dieser Sportart, indem Sie Turnschuhe anziehen, in eine bequeme, dem Wetter angepaßte Kleidung schlüpfen und vor die Tür gehen.

Manche Menschen benutzen gern einen Walk- oder Discman, während sie gehen. Die Musik stärkt das Durchhaltevermögen. Andere hören spezielle Walkingkasetten, die ihrem Schritt ein rhythmisches, fettverbrennendes Tempo vorgeben. Wieder andere bevorzugen die Stimmen der Natur, das Vogelgezwitscher, den durch die Blätter rauschenden Wind. Und die Ruhe trägt zur Bewältigung von Problemen bei.

Stepper, Lifestep oder Lifecycle

Wenn es regnet, bitterkalt oder so dunkel ist, daß Sie nicht allein walken oder joggen gehen wollen, dann bietet sich ein Sportgerät an. Es ist bequem. Sie können Ihr Workout zu jedem Zeitpunkt durchführen und an Kleidung tragen, was Ihnen gefällt. Viele dieser Maschinen zeigen Zeit, Belastung und verbrannte Kalorien an. Sie eignen sich besonders für Menschen, deren Tagesablauf wenig Raum für sportliche Betätigung läßt. Sie können dabei fernsehen oder lesen. Der einzige Nachteil: Eine gute Maschine ist teuer. Aber das Gerät wird von nun an Ihr täglicher Begleiter sein, so daß es seinen Preis auch wert ist.

> Die Kombination führt zum Erfolg
>
> Bereits vor zwanzig Jahren wußten Wissenschaftler und Forscher, daß eine Kombination aus Diät und Bewegung optimal für die Gewichtsreduktion ist. Eine 1979 durchgeführte Studie ergab, daß eine Gruppe, die nur Diät machte, sieben Pfund abnahm, während eine andere, die nur Sport betrieb, sechs Pfund verlor. Eine dritte Gruppe jedoch, die sich sowohl bewegte als auch eine Diät befolgte, nahm insgesamt dreizehn Pfund ab. Aber es kommt noch besser: Nach zwei Monaten nahm die Diät- und Sportgruppe immer noch ab. Auch sechs Monate später hielt der Gewichtsverlust noch an. Nur eine Kombination aus Diät und Sport hält unerwünschte Pfunde für immer fern.

Fitneßvideo

Diese gehören in die gleiche Kategorie wie Sportmaschinen, jedoch mit zwei grundlegenden Unterschieden: Sie können erstens ein anderes Übungsprogramm anschauen, während Sie Ihr Workout machen, und zweitens können Sie attraktive Menschen beobachten, die ihr tägliches Programm absolvieren. Fitneßvideos können Spaß machen und sind eine gute Alternative, wenn Sie gerade keine Lust haben, nach draußen zu gehen. Wählen Sie ein Video, das Ihrem Anforderungsniveau entspricht: Anfänger, Fortgeschrittene, weit Fortgeschrittene. Leihen Sie es sich vorher aus, bevor Sie es kaufen.

Fahrradfahren

Obwohl Fahrräder die Oberarme nicht so sehr trainieren wie Wandern, Jogging oder Aerobics, gibt es nichts Anregenderes, als durch einen Park oder Wald zu radeln und sich den Wind um die Ohren blasen zu lassen. Außerdem haben Sie mit dem Fahrrad einen größeren Aktionsradius, schlagen also gleich zwei Fliegen mit einer Klappe. Tragen Sie beim Radfahren immer einen Helm. Dieser Sport ist jedoch für Menschen, die mehr als vierzig Pfund abnehmen müssen, nicht empfehlenswert, außer auf einfachen, geraden Wegen. Es kann für den Körper zu anstrengend sein. Warten Sie, bis Sie fünf oder zehn Pfund abgespeckt haben, und legen Sie dann los. Bis dahin ist Spazierengehen die bessere Alternative.

Schwimmen

Dies ist eine weitere gute Alternative zum Walking, insbesondere wenn Sie Mitglied in einem Fitneßstudio sind oder es gerade Sommer ist. Dabei werden die Gelenke geschont, Streß sehr effektiv abgebaut, und das Verletzungsrisiko ist gering. Schwimmen besitzt aber auch Nachteile. Untersuchungen haben herausgefunden, daß Sie wirklich so schnell wie ein Olympiateilnehmer schwimmen müssen, um Fett zu verbrennen.

Andere Sportarten sind Langlauf, Alpinskilauf, Inline-Skaten, Low-Impact Aerobic-Kurse, Tanzkurse oder einfach Musik und Tanz zu Hause. Aber Sport sollte nicht nur Spaß machen, sondern Sie sollten dazu auch körperlich in der Lage sein. Erkennen Sie Ihre Grenzen. Wenn Sie sehr lange Zeit keinen Sport ausgeübt haben, sollten Sie langsam mit Walking oder Schwimmen beginnen. Bei mehr als fünfzig Pfund Übergewicht fangen Sie am besten mit dem Treppensteiggerät auf der Anfängerstufe an, bauen dann langsam Kondition auf und steigern die Anforderung in dem Maß, in dem Sie abnehmen und fit werden.

PUNKT 2: *Denken Sie in kleinen Schritten*

Als Joseph beschloß, wieder Baseball zu spielen, versuchte er nicht sofort, Höchstleistungen zu erzielen. Er ging zu Beginn einmal wöchentlich in den Park und machte Muskeltraining. Aus einmal wurde zweimal und dann dreimal wöchentlich, im Wechsel mit Übungen an Kraftmaschinen und Treppensteiggeräten. Er benötigte mehrere Monate, um einen Fitneßplan zu erarbeiten, der nicht zu anstrengend war, den er in sein Leben integrieren und an dem er Freude haben konnte. Joseph begann mit kleinen Schritten und konnte so sein Programm in dem Maß, in dem er fitter wurde, steigern.

Rosemarie ist ein ähnlicher Fall. Sie wollte um alles in der Welt fit werden, als sie ihre ersten zehn Pfund abgenommen hatte. In der dritten Woche ihrer Stoffwechseldiät meldete sie sich für einen Jazztanzkurs an. Sie hatte fünfzehn Jahre lang nicht getanzt und war in einem Formtief. Aber das kümmerte sie wenig. Sie wollte einfach tanzen. Leider konnte ihr Körper da nicht mithalten, denn sie war eben nicht mehr die bewegliche Zwanzigjährige von damals, und zog sich eine schmerzhafte Knöchelverletzung zu. Es dauerte mehrere Wochen, bis sie wieder Sport treiben konnte, und ihr Enthusiasmus hatte einen Dämpfer bekommen. Wir brauchten mehrere Sitzungen, um über den Vorfall zu diskutieren und bessere Bewegungsalternativen zu entwickeln.

Meine Empfehlungen

▶ Beginnen Sie mit ein- bis dreimal wöchentlich Sport, und zwar so, daß Sie sich dabei wohl fühlen. Legen Sie den Termin für diese Tage fest, und tragen Sie ihn in Ihren Kalender ein.
▶ Arbeiten Sie sich langsam – falls möglich – bis zu vier oder fünf Tagen aerober Bewegung wöchentlich vor, und das über mehrere Monate hinweg.
▶ Nehmen Sie sich etwa dreißig Minuten Zeit für ein Workout. Es ist effektiv und macht Sie nicht müde. Wenn dreißig Minuten zuviel sind und nicht in Ihren hektischen Alltag passen, sollten Sie vor der Arbeit morgens zehn Minuten spazierengehen oder sich auf Ihrem

Fahrrad abstrampeln, bevor Sie unter die Dusche gehen. Machen Sie einen zwanzigminütigen Spaziergang in der Mittagspause oder nach der Arbeit, oder gehen Sie in Ihr Fitneßstudio zum Aerobickurs. Vielleicht können Sie die Entfernung vom Büro nach Hause auch zu Fuß bewältigen. Dann ist Ihre sportliche Aktivität etwas, das Sie ohnehin tun müssen, und zählt nicht als Extrabewegung. Forscher sind sich entgegen der landläufigen Meinung darüber einig, daß das stufenweise Absolvieren der sportlichen Aktivität genauso effektiv ist, wie wenn man das Programm en bloc abspult. Durch die Pausen bleibt Ihr Stoffwechsel aktiver – und verbrennt noch Stunden nach der sportlichen Betätigung zusätzliche Kalorien.

▶ Treiben Sie Sport mit Herz und Verstand. Es stimmt, daß aerober Sport notwendig ist, um Kalorien zu verbrennen, aber vergessen Sie das alte Sprichwort: »Kein Schmerz, kein Gewinn«. Niemand möchte beispielsweise durch flottes Gehen so außer Atem geraten, daß er schmerzhaftes Seitenstechen bekommt und stehenbleiben muß. Auch möchte niemand vor Erschöpfung krank werden.
Andererseits sollte man sich auch nicht unterfordern. Zuwenig aerober Sport, und Sie verbrennen nicht genug Kalorien. Das Abnehmen wird erschwert. Ihr Stoffwechsel bleibt in einem trägen Zustand, obwohl Sie sich dank eines stabilen Blutzuckerspiegels großartig fühlen.
Richtig ist ein Gleichgewicht zwischen beiden Extremen, so daß die Idealpulsfrequenz erreicht wird. In diesem Bereich arbeiten Herz und Kreislauf optimal. Je fitter Sie sind, um so mehr nährstoffreiches Blut wird in die Zellen transportiert und um so besser können die Muskeln die für sie notwendigen Stoffe aus der Nahrung aufnehmen. Was ist nun Ihre Idealpulsfrequenz? Wissenschaftler haben eine Gleichung in Abhängigkeit von der persönlichen Fitneß erstellt. Sie beruht auf dem Prozentsatz des Maximalpulses (MP) oder der Maximalzahl Ihrer Herzschläge in einer Minute. 50 bis 60 Prozent des Maximalpulses ist eine gute Ausgangsbasis für Anfänger. Um Gewicht zu verlieren, sollten Sie auf 60 bis 70 Prozent, schließlich – nach mehreren Monaten Stoffwechseldiät – auf 80 Prozent kommen.

Die Idealpulsfrequenz (Schläge pro Minute)

Alter	Idealpulsbereich				Maximalpuls
	50%	60%	70%	80%	100%
20	100	120	140	170	200
25	98	117	137	166	195
30	95	114	133	162	190
35	93	111	130	157	185
40	90	108	126	153	180
45	88	105	123	149	175
50	85	102	119	145	170
55	83	99	116	140	165
60	80	96	112	136	160
65	78	93	109	132	155

(Quelle: A. Ward/J. M. Rippe, *Starting Your Personal Fitness Program*, Lippincott-Raven Publishers, Philadephia, 1988, S.10)

Und wie finden Sie nun heraus, ob Sie sich im idealen Pulsbereich befinden? Ganz einfach: Messen Sie beim Sport Ihren Puls. Nehmen Sie eine Uhr mit einem Sekundenzeiger und zählen Sie 15 Sekunden lang

Pulsmessen.

Um die Pulsfrequenz zu ermitteln, müssen Sie wissen, wie man den Puls mißt.

1. Die beliebteste Stelle, um den Puls zu messen, befindet sich am Handgelenk. Benutzen Sie den zweiten und dritten Finger, nicht aber den Daumen, er hat eine eigene Schlagader.
2. Manche Menschen haben weiche Arterien an ihren Handgelenken und können den Puls dort kaum fühlen. Probieren Sie es mit der Hauptschlagader am Hals, die unter den Ohren am Kiefer entlang verläuft.
3. Wenn es Ihnen Probleme bereitet, Ihren Puls hier zu finden, versuchen Sie, Ihre Finger auf die Schläfen genau über dem Brauenbogen oder auf die Seite des Kehlkopfs zu legen.
4. Vergessen Sie nicht, fünfzehn Sekunden lang die Schläge zu messen und dann mit vier zu multiplizieren, um den Wert zu ermitteln.

die Pulsschläge. Wenn Sie diese Zahl mit vier multiplizieren, wissen Sie, wie oft Ihr Herz pro Minute schlägt. Wenn der Wert im gewünschten Bereich liegt, machen Sie mit Ihren Übungen weiter, ist er zu hoch, vermindern Sie das Tempo, ist er zu niedrig, beschleunigen Sie es.

> Lebenselixier Sauerstoff
>
> VO_2 max ist der maximale Sauerstoffverbrauch des Körpers. Der Körper braucht Sauerstoff zum Leben, und je fitter Sie sind, um so besser und effizienter kann er verwertet werden. Wenn Sie bei 60 bis 70 Prozent Ihres VO_2-max-Wertes Sport treiben, verbessern Sie die Fähigkeit Ihres Herzens, Blut durch den Körper zu pumpen. Gleichzeitig helfen Sie der Muskulatur, sich den notwendigen Sauerstoff aus dem Blut zu holen – und all das trägt dazu bei, energiegeladener zu werden. Sie können mit mehr Ausdauer im Garten arbeiten oder Schnee schaufeln und geraten nicht sofort außer Atem, wenn Sie die Treppe hinauf- oder einem Bus hinterherrennen.
>
> Wie finden Sie nun heraus, wann Sie bei 60 oder 70 Prozent Ihres VO_2-max-Wertes trainieren? Entweder überprüfen Sie Ihren Puls, oder Sie achten auf übliche Erschöpfungssignale. Sie sollten sich gefordert, aber nicht überfordert fühlen. Es konnte nachgewiesen werden, daß kurzzeitiges Gehen den VO_2-max-Wert bei Menschen in jeglichem Alter und Fitneßzustand erhöhen kann.

PUNKT 3: *Kombinieren Sie tonisierende mit aeroben Übungen*

Untersuchungen haben ergeben, daß aerober Sport zwar gut ist, aber mit tonisierenden Übungen kombiniert werden muß.

Vor etwa zehn Jahren suchte ich ein Fitneßstudio auf, in dem Low-Impact Aerobic-Dauerkurse mit gelegentlichen Yogastunden angeboten wurden. Yoga wurde nach kurzer Zeit abgesetzt, weil niemand außer mir und ein paar anderen diesen Kurs besuchte. Der Grund: Jeder wollte Kalorien verbrennen, abnehmen und Muskeln aufbauen – und jeder glaubte, man müsse dafür schwitzen. Sogar Wissenschaftler waren dieser Meinung. In Studien wurde verbreitet, daß zur Gewichtsreduktion nur aerober Sport geeignet sei. Je mehr man hüpfte und lief, desto besser. Schließlich bedeutet *aerob* ja »mit Sauerstoff«.

Beim aeroben Sport wird Sauerstoff durch den Körper gepumpt, die Muskeln werden beansprucht und unter optimaler Auswertung der für sie notwendigen Nährstoffe im Blut gekräftigt. Kalorien werden verbrannt, und gespeichertes Fett wird abgebaut. So verwundert es nicht, daß aerober Sport seinen eigenen Platz im Fitneßhimmel hatte. Anaerober Sport hingegen verbrennt nur minimal Kalorien. Beim Gewichtheben, bei der Arbeit an den Kraftmaschinen und bei Yogaübungen hält die Energie nur für zwei bis drei Minuten an. Sie müssen nicht einmal Ihren Puls messen, um zu wissen, daß Sie dabei nicht annähernd Ihren Idealpuls erreichen.

Das anaerobe oder kraftverbessernde Training bewirkt jedoch etwas anderes; es erhöht den Muskeltonus und den Anteil an fettfreiem Muskelgewebe, was zu einem flachen Bauch, schöngeformten Hüften und einer breiteren Brust führt. Außerdem verbessert es die Haltung und baut Streß ab. Ideal wäre es, wenn jeder, der die Stoffwechseldiät befolgt, im Wechsel drei Tage in der Woche aeroben Sport betreiben und zwei Tage kraftsteigernde und tonisierende Übungen ausführen würde. Forschungsergebnisse mögen sich ändern, Sie liegen aber mit Sicherheit nicht falsch, wenn Sie sowohl Kraftübungen machen *als auch* laufen oder Gewichte heben *und* laufen.

Beispiele für kraftsteigernde und tonisierende Übungen sind:
- Yoga
- Muskelübungen für verschiedene Körperbereiche: Oberarme, Taille, Rücken, Bauch, Hüfte, Beine und Gesäß
- Übungen an Kraftmaschinen wie Nautilus und Bailey
- Gewichtheben
- Tai chi, Kung-Fu und Karate
- Stretchingübungen (eventuell in Kursen)
- Ballett

PUNKT 4: *Bringen Sie Bewegung in Ihr Leben*

Das Aufschreiben der Termine für den Sport kann Ihnen helfen, sie einzuhalten. Da steht es nun schwarz auf weiß in Ihrem Terminkalender oder auf Ihrem Computerbildschirm: Sport am Mittag, Treffen mit J. am Nachmittag, Walking nach der Arbeit, Samstagabend Yoga.

- Versuchen Sie sich beim Gehen, Joggen oder auf dem Lifestep ganz auf die Kassette, die Sie dabei hören, zu konzentrieren. So werden Sie damit beschäftigt sein zu überlegen, was als nächstes passiert, und dabei vergessen, daß Sie Sport treiben. Das macht Lust auf den nächsten Termin.
- Betreiben Sie Sport, der eigentlich keiner ist. Parken Sie zehn Blocks entfernt von Ihrem Büro. Nehmen Sie die Treppe statt des Aufzugs. Gehen Sie mit dem Hund spazieren. Steigen Sie zwei Haltestellen vor oder nach Ihrer gewohnten Haltestelle aus dem Bus oder Zug, und gehen Sie den Weg zu Fuß.
- Denken Sie an die »Sechs-Monats-Regel«. Sie wissen bereits, wenn man etwas sechs Monate beibehält, wird es zur Gewohnheit. Selbst wenn Sie aus irgendeinem Grund nach dieser Zeit mit dem Sport aufhören, werden Sie ihn schließlich wieder aufnehmen, weil er einfach zu Ihrer Routine gehört.
- Bitten Sie einen Freund, mit Ihnen zu joggen; das macht mehr Spaß und hält Sie vielleicht davon ab, vereinbarte Termine mit ihm abzusagen. Außerdem kann er Sie motivieren, unterstützen und anfeuern, wenn es Ihnen einmal nicht nach Sport zumute ist.
- Vergessen Sie nicht: Der Anfang ist das schwerste. Sind Sie mit Ihrer Sportausrüstung erst mal aus der Tür – haben Sie gewonnen.
- Abwechslung ist die Würze des Lebens. Überlegen Sie sich ein paar Übungen, die Sie gern machen. Vielleicht besuchen Sie an einem bestimmten Tag in der Woche einen Jazzkurs, gehen an einem anderen im Park spazieren und reservieren dann zwei Tage für Yoga oder Wassergymnastik. Mit einem solchen Zeitplan kommt keine Langeweile auf. Wenn jedoch Kontinuität für Sie wichtig ist, variieren Sie nicht zuviel. Wenn Sie Lust dazu haben, morgens aus dem Bett zu springen und um sechs Uhr früh spazierenzugehen, dann tun Sie es, aber wechseln Sie die Route. Benutzen Sie einen Stepper, gehen Sie in ein Fitneßstudio, beobachten Sie beim Spazierengehen die Menschen, variieren Sie Ihr Walkmanprogramm.
- Belohnen Sie sich selbst. Bei der Stoffwechseldiät sind Belohnungen, die nichts mit dem Essen zu tun haben, wichtig, um den emotionalen Hunger unter Kontrolle und sich selbst bei der Stange zu halten. Die Belohnungen für kontinuierliche Sportausübung können die gleichen sein wie die für die Einhaltung des Diätplans: zum Beispiel eine Karte für ein Tennismatch, ein Kinofilm, eine Massage, eine Gesichtsbehandlung, ein Haarschnitt. Und um zwei Din-

ge zu kombinieren: Wie wäre es mit einem Wochenende oder einem Tag in einem nahe gelegenen Kurort? Sie bekommen dann nicht nur das richtige Essen, sondern können auch Ihren Streß abbauen.

> **Warm-ups und Cool-downs**
>
> Diese Übungen befinden sich nicht auf Ihrem Video oder Walkman, sind aber wichtige Komponenten eines jeden Sportprogramms, da sie Verletzungen vorbeugen und die Beweglichkeit erhöhen. Warm-ups sind jede Art von Bewegung, die Sie fünf Minuten in gemäßigtem Tempo ausführen. Das heißt zum Beispiel langsames Gehen, wenn Sie Walking oder Jogging betreiben.
> Cool-downs helfen Ihnen zu entspannen. Dies sind einfache Stretchingübungen. Sie können mein fünfzehnminütiges Stretchingprogramm (siehe Seite 167 ff.) nach Ihrer Sportsitzung komplett oder in Teilen absolvieren oder sich einfach langsamer bewegen, etwa fünf Minuten gehen, wenn Sie vorher gelaufen sind. Achtung: Führen Sie keine Stretching-, Kraft- oder tonisierenden Übungen ohne vorheriges Aufwärmen durch. Und wenn Sie mit Bauchpressen, Sit-ups oder dem Gewichttraining fertig sind, vergessen Sie nicht das Cool-down.

PUNKT 5: *Mein Stretchingprogramm für mehr Wellness*

Zugleich mit der Stoffwechseldiät habe ich auch ein spezielles Trainingsprogramm entwickelt, das den Körper nicht nur tonisiert, die Pulsfrequenz erhöht und den Streß verringert, sondern auch so beschaffen ist, daß man es gerne absolviert. Ich nahm mir den Sportmuffel, der ich früher gewesen war, zum Vorbild und stellte mir Übungen vor, die mir Spaß machen würden. Ich habe mich im Lauf der Jahre nicht nur mit Blutzucker- und Hormonspiegel beschäftigt, sondern auch mit Stoffwechsel und Muskelmasse, außerdem mit Yoga, Tai chi und anderen alternativen Trainingsmethoden. Ich joggte viele Kilometer, um herauszufinden, welche Auswirkungen dies auf Körper und Geist hätte.

Das Ergebnis ist mein Fünfzehn-Minuten-Stretchingprogramm, das nicht nur jeden Teil des Körpers mit einbezieht, sondern auch Energie gibt und gleichzeitig Streß abbaut. Es eignet sich hervorragend, um Spannkraft zu verleihen und Kalorien zu verbrennen. Sie brauchen keine besondere Ausrüstung, nur ein paar bequeme Kleidungsstücke und einen Ort, an dem Sie die Übungen ausführen können. Eine Trainingsmatte oder eine gefaltete Decke auf einem Holz- oder Teppichboden genügen. Beruhigende Musik – was immer Sie mögen – zaubert Atmosphäre. Für ein paar der Übungen brauchen Sie zwei Tennisbälle, die in eine Socke gestopft werden. Wenn Sie sich diese Dinge vorher zurechtlegen, müssen Sie Ihre Gymnastik nicht unterbrechen.

Nach Beendigung dieses Stretchingprogramms werden Sie sich großartig fühlen und mit der Zeit feststellen, daß sich Ihr Körper positiv verändert. Das Beste daran jedoch ist, daß es nur fünfzehn Minuten Zeit beansprucht und jederzeit durchgeführt werden kann. Ich absolviere das Fünfzehn-Minuten-Stretchingprogramm zweimal täglich – und so halten es auch viele meiner Patienten.

Achtung! Beginnen Sie mit diesem Stretchingprogramm nicht, ohne sich vorher aufzuwärmen. Duschen Sie warm, wenn Sie gerade aufgestanden sind, oder gehen Sie mit dem Hund spazieren, jede Art von Bewegung macht warm.

Und jetzt kann's losgehen mit dem Verjüngungsprogramm! Lesen Sie es einmal durch, so daß Sie es verstehen; es wird ein wenig dauern, bis Sie es auswendig können. Legen Sie einfach dieses Buch neben sich. (Und wie immer, sollten Sie auch über dieses Stretchingprogramm mit Ihrem Arzt sprechen, bevor Sie es beginnen.)

Das Fünfzehn-Minuten-Stretchingprogramm

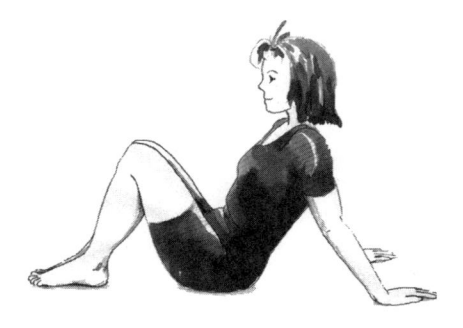

1. Beginnen Sie damit, daß Sie sich auf den Boden setzen und die Füße etwa fünfzehn Zentimeter vom Körper entfernt oder in einem für Sie bequemen Abstand aufstellen. Stützen Sie sich nach

hinten auf die Arme, die Handflächen sind flach auf dem Boden, und entspannen Sie den Rücken. Dies entlastet auch die Beinmuskulatur etwas.

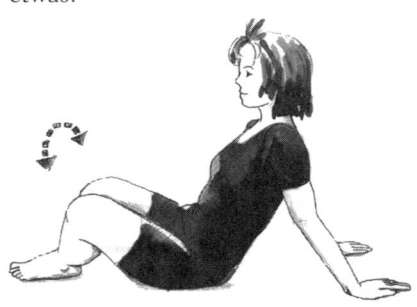

2. Lassen Sie Ihre Knie langsam nach rechts fallen, dann nach links, vorwärts und rückwärts, und schaukeln Sie dabei auf dem großen Gesäßmuskel, dem Bereich zwischen den beiden Hüftgelenken. Denken Sie daran, es gibt kein Drücken oder Ziehen, nur ein natürliches Fallenlassen von einer Seite zur anderen, wobei sich die Knie in bequemer Entfernung bewegen. Wenn Sie Ihre Knie einige Male sanft von einer Seite zur anderen rollen, werden Sie feststellen, daß sich durch dieses Kreisen auf den großen Gesäßmuskeln tatsächlich diese Muskeln bewegen – ein Bereich, in dem viele Menschen verspannt sind. Konzentrieren Sie sich auf Ihr Gefühl: Schmerzen? Verspannt? Hart? Bequem? Diese Übung ist eine Selbstmassage. Das sanfte Schaukeln macht die Muskeln weich und locker. Schaukeln Sie auf den harten Punkten, wenn Sie wollen. Spüren Sie, wie diese Bereiche schmerzfrei werden.

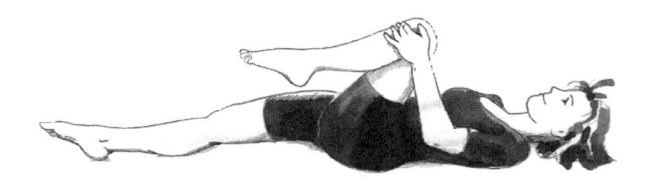

3. Legen Sie sich sanft auf den Rücken. Atmen Sie zwei- oder dreimal tief ein. Spüren Sie, wie Sie loslassen. Heben Sie Ihr linkes Bein vom Boden, winkeln Sie das Knie an. Bewegen Sie es langsam in Richtung Brust. Umfassen Sie das Knie sanft mit der lin-

ken Hand, und ziehen Sie es näher zur Brust (nicht zu fest, es sollten keine Schmerzen auftreten.) Wenn Sie Hüft- oder Knieprobleme haben oder die Bewegung als unangenehm empfinden, greifen Sie mit der Hand unter das Knie, und stellen Sie sicher, daß der untere Rücken auf dem Boden bleibt. Heben Sie den Rücken nicht an, so daß auch die Unterleibsorgane in die Übung miteinbezogen werden.

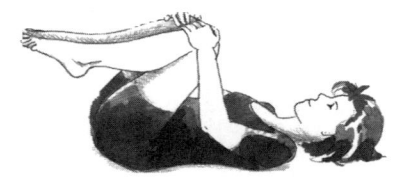

4. Sie halten Ihr linkes Knie weiterhin fest, bringen nun das rechte Bein nach oben und beugen das Knie. Bewegen Sie es langsam in Richtung Brust; umfassen Sie Ihr rechtes Knie sanft mit der rechten Hand, und ziehen Sie es näher zur Brust. (Nicht vergessen, Sie sollten keine Schmerzen haben.)
5. Lassen Sie Ihr rechtes Knie langsam zur rechten Seite fallen. Wenn Sie ein leichtes Ziehen in der Leistengegend spüren, so, als ob das linke Bein folgen möchte, lassen Sie es zu. Bleiben Sie mit dem gebeugten rechten Bein auf dem Boden und dem gebeugten linken Bein darauf liegen. Atmen Sie gleichmäßig.

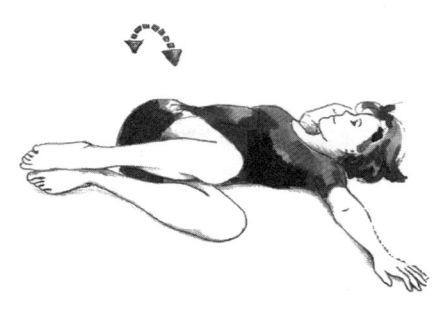

6. Kehren Sie die Bewegung um. Rollen Sie langsam Ihr linkes Knie auf die linke Seite, und ziehen Sie das rechte Bein nach. Führen Sie diese Links-Rechts-Rolle langsam vier- bis fünfmal aus. Spüren Sie nach, wie Ihr unterer Rücken massiert wird und Hüfte und Leistengegend von innen gedehnt werden. Steigern Sie sich bis zu

zehn Rollen, und vergessen Sie nicht, daß sich mit jeder Rolle die Muskeln dehnen, die Gelenke weicher werden und die Spannung abgebaut wird. Atmen Sie tief und im eigenen Rhythmus. Sie sollten ein Gefühl des Loslassens empfinden. (Wenn Ihre Kondition sich verbessert hat und Sie sich beweglicher fühlen, können Sie die Hände von den Knien nehmen und ausgestreckt auf den Boden legen.) Unter der Führung des gebeugten Beins folgen Sie mit dem anderen in eine Ruheposition (Bein oben). Das ist eine wunderbare Dreh-Dehn-Übung. Sie sollten nur ein sanftes Ziehen spüren. Führen Sie die Übung vier- bis fünfmal aus. Arbeiten Sie sich langsam bis zu zehn Wiederholungen vor. Vergessen Sie das Atmen bei der Übung nicht. Sollten Sie irgendeinen Schmerz empfinden, hören Sie auf. Beachten Sie die Grenzen Ihres Körpers. (Diese Übung wurde von der Feldenkrais-Methode übernommen.)

7. Legen Sie die Beine wieder auf den Boden. Bleiben Sie auf dem Rücken liegen, und unterstützen Sie die Bewegung mit den Armen. Ziehen Sie die Knie zur Brust. Nachdem Sie sich nun aufgewärmt haben, sollte es Ihnen leichterfallen, mit den Händen die Beine über oder unter dem Knie zu umfassen. Ziehen Sie die Knie so nah sie können an die Brust. Wenn Sie in guter Kondition sind, umfassen Sie Ihre Hände jeweils am Handgelenk und umschlingen damit Ihre Beine auf Schienbeinhöhe.

8. Mit den Händen immer noch um die gebeugten Knie, schaukeln Sie in die Richtung, die Ihnen angenehm ist, entweder nach rechts oder links bzw. vorwärts oder rückwärts. Schaukeln ist eine sehr natürliche Bewegung und kann äußerst beruhigend sein. Atmen Sie zwei- bis dreimal tief ein und aus. Langsam spüren Sie die Massage in Ihrem unteren Rücken. Hören Sie auf, wenn es irgendwie unangenehm wird.

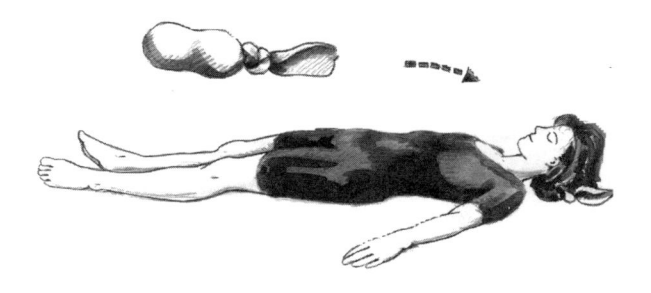

9. Bleiben Sie weiter auf dem Boden liegen, schieben Sie die Socke mit dem Tennisball unter den Nacken, genau unter den Schädelknochen (die zwei Knochen an der Schädelbasis). Versuchen Sie, eine bequeme Stellung zu finden, wobei die Socke mit den Tennisbällen das Gewicht des Kopfs vollständig trägt. Entspannen Sie sich. Atmen Sie zwei- bis dreimal tief durch, und lassen Sie dann los.
10. Entfernen Sie die Socke mit dem Tennisball, und massieren Sie mit Daumen und Zeigefinger sanft diesen Bereich. Nehmen Sie sich Zeit, schmerzende Stellen ausfindig zu machen und diese etwas länger zu bearbeiten.
11. Setzen Sie sich, sofern es Ihnen möglich ist, langsam auf die Knie, die Fersen nach oben und unter dem Gesäß, der Rücken gerade. (Wenn Sie Knieprobleme haben oder sonst irgendwie in Ihrer Bewegung eingeschränkt sind, machen Sie diese Übung im Stehen.) Führen Sie die Hände über den Kopf, und dehnen Sie sie dann in Richtung Decke, die Handflächen nach oben. Bewegen Sie sich sanft von einer Seite zur anderen. Spüren Sie der Dehnung in den Oberarmen und an den Körperseiten nach.

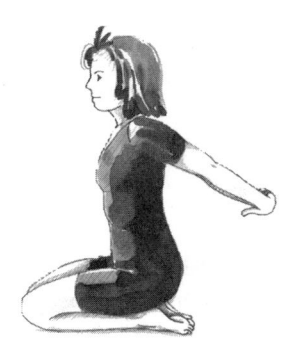

12. Bleiben Sie aufrecht auf den Knien sitzen (oder gegebenenfalls stehen), führen Sie die Arme mit verschränkten Händen hinter Ihren unteren Rücken, und heben Sie sie langsam nach oben, bis Sie ein leichtes Ziehen in Armen, Schultern und Oberkörper spüren. Achten Sie darauf, daß Sie den Rücken nicht beugen. Atmen Sie tief ein, zählen Sie dabei bis vier, atmen Sie dann aus, und zählen Sie dabei wieder bis vier. Zweimal wiederholen.
13. Nun sind die großen Muskeln in Beinen, Brust, Gesäß, Nacken und Armen gedehnt, so daß es Zeit ist, einen Katzenbuckel zu ma-

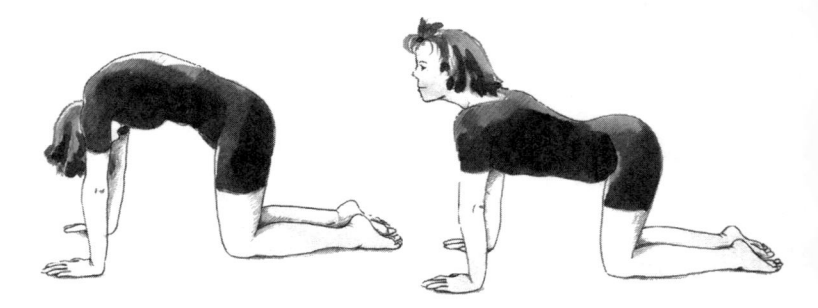

chen. Gehen Sie in den Vierfüßlerstand. Lassen Sie den Kopf fallen. Atmen Sie ein, und spannen Sie beim Ausatmen den Bauch an, während Sie den Rücken in Richtung Decke wölben. Zählen Sie bis fünf. Entspannen Sie dann den Körper. Atmen Sie ein, und entspannen Sie den Bauch, während Sie den Rücken nach unten senken und den Kopf gleichzeitig nach oben bewegen. Wiederholen Sie diese Übung dreimal.

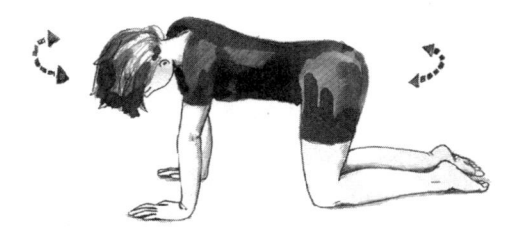

14. Bleiben Sie in der gleichen Position, und versuchen Sie, den Kopf von einer Seite zur anderen zu bewegen, während Sie gleichzeitig das Gesäß hin- und herschwenken. Sie können dies sowohl in die gleiche Richtung – zuerst links, dann rechts – tun als auch in die entgegengesetzte – Kopf nach links, Gesäß nach rechts; dann Kopf nach rechts, Gesäß nach links. Welche Variante Sie auch wählen, wichtig ist, daß Sie eine gute Dehnung spüren. Es ist normal, daß eine Seite verspannter ist als die andere. Beweglichkeit und Wohlbefinden werden sich verbessern, wenn Sie jeden Tag ein wenig Zeit für diese Übungen einplanen.
15. Nun sind die Beinsehnen an der Reihe. Legen Sie sich flach auf den Boden, und strecken Sie die Beine. Winkeln Sie Ihr linkes Bein an, der Fuß steht flach auf dem Boden. Heben Sie Ihr rech-

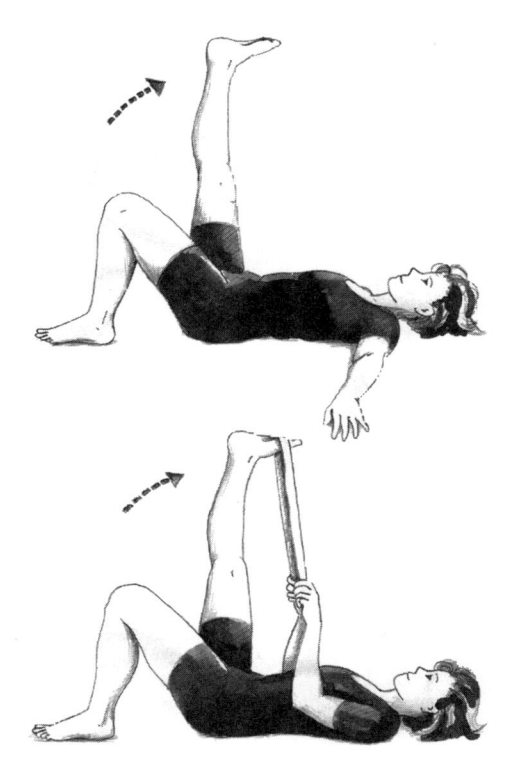

tes Bein langsam an, drücken Sie die Ferse nach oben, und ziehen Sie die Zehen zu sich. Hören Sie auf, wenn Sie spüren, daß Sie an Ihrer Grenze angelangt sind. Atmen Sie gleichmäßig. (Sie können ein Band bei dieser Stretchübung verwenden: Legen Sie es um den Fußballen des gestreckten Beins, und halten Sie es mit beiden Händen.) Achten Sie darauf, daß Kopf und Schultern auf dem Boden bleiben. Um diese Muskeln richtig zu dehnen, muß die Bewegung lang und langsam ausgeführt werden. Machen Sie drei Atemzüge – zählen Sie langsam –, während das Bein angehoben ist. Wechseln Sie das Bein, und führen Sie die Übung dreimal mit jedem Bein aus. Akzeptieren Sie Ihre Grenzen, sie werden sich mit der Zeit verändern.

16. Bleiben Sie weiter auf dem Boden liegen, strecken Sie Ihr linkes Bein. Nehmen Sie Ihre geschlossenen Hände oder das Band. Ziehen Sie das rechte Knie in die rechte Armbeuge oder an den ent-

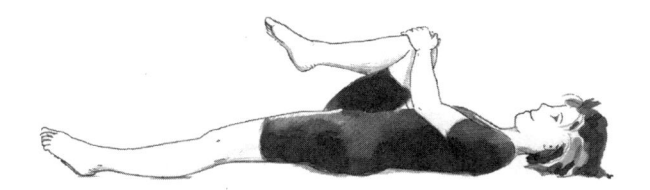

sprechenden Bereich des Oberkörpers. Spüren Sie eine Dehnung in der Leiste. Halten Sie diese, und zählen Sie bis vier. Dabei das Atmen nicht vergessen. Wiederholen Sie die Übung dreimal auf jeder Seite.
17. Legen Sie sich zurück auf den Boden. Schließen Sie die Augen. Spannen Sie alle Muskeln an. Machen Sie ein Faust. Rollen Sie die Zehen ein. Spannen Sie den Nacken an. Ziehen Sie den Bauch ein. Pressen Sie Ihre Augen zu. Ziehen Sie Grimassen. Atmen Sie ein, während Sie bis vier zählen. Dann atmen Sie aus und entspannen sich: Augen, Bauch, Mund, Arme und Beine. Machen Sie vier tiefe Atemzüge, während die Augen geschlossen sind.
18. Mit geschlossenen Augen und entspanntem Körper bewegen Sie sich für eine Minute in die Richtung, in die sich Ihr Körper bewegen möchte. Rollen Sie den Kopf von einer Seite zur anderen. Oder ziehen Sie die gebeugten Knie an, und schaukeln Sie von einer Seite zur anderen. Oder rollen Sie den ganzen Körper zuerst auf die eine und dann auf die andere Seite. Oder bleiben Sie für einen Augenblick so, wie Sie sind.
19. Winkeln Sie langsam die Knie an, und stellen Sie sie auf den Boden. Bewegen Sie die gebeugten Beine in Richtung Oberkörper, und rollen Sie den Körper sanft von einer Seite zur anderen.

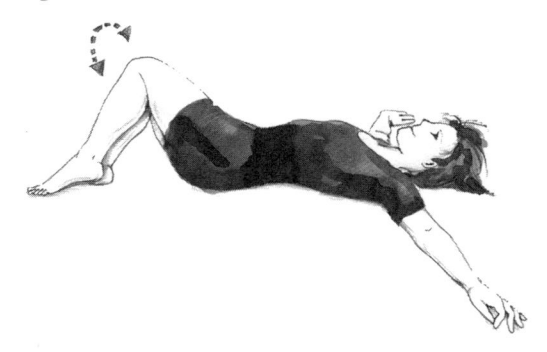

20. Setzen Sie nun die Arme ein, um den Oberkörper in eine sitzende Position mit gekreuzten Beinen zu bringen. Lassen Sie Ihren Kopf nach vorn hängen. Atmen Sie tief ein, und heben Sie langsam den Kopf.
21. Stehen Sie langsam auf. Nicht aufspringen!
22. Wenn Sie gerade stehen und die Arme seitlich herabhängen, lassen Sie den Kopf langsam auf die linke Schulter fallen. Spüren Sie eine angenehme Dehnung auf der rechten Seite, wenn Sie Ihr linkes Ohr in Richtung rechte Schulter bewegen. Nun führen Sie den Kopf in Richtung rechte Schulter. Spüren Sie eine angenehme Dehnung auf der linken Seite, wenn Sie Ihren Kopf nach rechts bewegen. Achten Sie darauf, daß die Taille nicht mitbewegt wird.
23. Bleiben Sie noch stehen, und beschreiben Sie mit dem Kopf sanft einen Kreis, wobei Sie mit einer Linksbewegung beginnen und das linke Ohr in Richtung linke Schulter führen. Dann bewegen Sie den Kopf nach vorn in Richtung Brust und kreisen weiter, bis das rechte Ohr sich in Höhe der rechter Schulter befindet. Führen Sie diese Übung zweimal in die eine, dann zweimal in die andere Richtung aus.
24. Schließen Sie die Augen, und bringen Sie den Kopf wieder in die Mitte. Atmen Sie tief durch die Nase ein, halten Sie den Mund geschlossen, und zählen Sie bis vier. Dann atmen Sie langsam durch den Mund aus und zählen wieder bis vier. Wiederholen Sie diese Atemübung. Öffnen Sie die Augen.
25. Das ist das ganze Programm. Sie sollten sich entspannt, vitalisiert und zu neuen Taten aufgelegt fühlen.

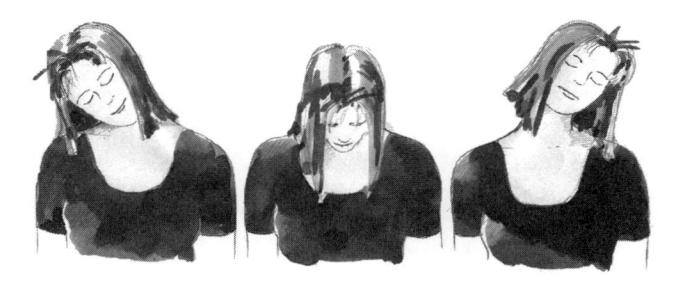

Nun komme ich zum letzten Kapitel meines Buches, zu den ganz allgemeinen Fragen, die viele meiner Patienten beschäftigen.

KAPITEL 9

»WAS IST SELBSTMORD MIT MESSER UND GABEL?« – UND ANDERE FRAGEN

Herzlichen Glückwunsch! Nun verfügen Sie über die vollständige Stoffwechseldiät. Sie begreifen jetzt auch, welche chemischen Prozesse hinter den Heißhungerattacken stehen und welche psychologischen Gründe für den emotionalen Hunger verantwortlich sind. Sie wissen, wie wichtig Bewegung ist und auch, wie diese sich ohne Mühe und viel Aufwand in Ihr Tagesprogramm einbauen läßt. Nun bleibt Ihnen nur noch eins: die Stoffwechseldiät und das Übungsprogramm in die Tat umzusetzen.

Die nächste Frage bitte

Wenn Sie sich langsam so gut wie noch nie zuvor in Ihrem Leben fühlen, tauchen vielleicht einige Fragen auf, über die Sie sich Klarheit verschaffen wollen. Dieses Kapitel will versuchen, einige dieser Fragen zu beantworten. Trotz des unterschiedlichen Alters, der unterschiedlichen sozialen Herkunft und der anders gelagerten Gewichtsprobleme meiner Patienten gibt es einige Fragen, die immer wieder auftauchen, manche sehr spezieller, andere ganz allgemeiner Natur. Ich habe, wie ich glaube, die wichtigsten davon ausgewählt und sie wie folgt für Sie zusammengestellt.

»Was ist Selbstmord mit Messer und Gabel?«

Nein, das ist nicht Tod durch Essen, aber ein sehr selbstzerstörerischer Akt. Da haben Sie nun einen ausgeglichenen Blutzuckerspiegel und keine Eßgelüste mehr, und plötzlich bekommen Sie Appetit auf ein Croissant, auf Tortellini oder Schokolade. Sie lenken sich ab. Sie erkennen das Problem und auch, was Sie dagegen tun können. Vielleicht steht gerade der erste Besuch bei Ihren neuen Verwandten bevor. Vielleicht gab es Kritik von Ihrem Vorgesetzten. Was immer es ist, der emotionale Hunger nagt an Ihnen, und Sie wissen, was Sie dagegen tun können: sich ablenken, einige Karotten essen, zur Massage gehen, sich einen Film ausleihen. Aber Sie tun es nicht. Statt dessen hören Sie auf den inneren Saboteur, diese destruktive innere Stimme, die Sie schwach werden läßt. Sie geraten unter Druck. Sie wollen erfolgreich sein, und dennoch versagen Sie. Etwas in Ihnen glaubt, daß Sie es nicht verdienen, daß es ungerecht ist. Ein Gefühl des Selbsthasses regt sich: Ihr Blutzuckerspiegel ist ja in Ordnung, und neunzig Prozent ihres Verstandes wollen weitermachen, aber diese restlichen zehn Prozent reagieren auf den emotionalen Hunger mit einer eigenen Sprache und werden von Tag zu Tag stärker. Sie essen zum Beispiel den leicht kaubaren Snack morgens statt am Nachmittag, entscheiden sich für ein Pastagericht zum Mittagessen und essen einen Joghurt statt eines Abendessens. Die Folge ist, daß Sie nie ganz im Gleichgewicht sind und damit Ihre Eßgelüste nicht loswerden. Schließlich tragen diese den Sieg davon, weil Sie ihnen letztlich nicht widerstehen konnten.

»Wenn ich spät zu Abend esse, sollte ich dann nicht auch mittags später essen, um nicht hungrig zu werden?«

Selbst wenn es logisch erscheint, hier zuzustimmen, so lautet die Antwort nein. Ganz im Gegensatz zur allgemeinen Auffassung, ist es sogar besonders wichtig, das Mittagessen und die Snacks rechtzeitig einzunehmen, wenn Sie spät zu Abend essen. Dies hält Ihren guten Blutzuckerspiegel aufrecht, der wiederum dafür sorgt, daß Sie nicht nach dem Brot oder einer kalorienreichen Vorspeise beim Abendessen greifen. Statt eines späten Mittagessens sollten Sie besser zusätzlich einen leicht oder schwer kaubaren Snack oder nachmittags Snacks in bestimmten Zeitabständen einbauen.

»Wie steht es mit Milchprodukten?«

Wenn Sie die kalziumreichen Lebensmittel in meinem Programm essen und abends zusätzlich eine Kalziumtablette einnehmen, sollten Sie genügend Kalzium erhalten, so daß Sie keine zusätzlichen Milchprodukte benötigen. Ich bin jedoch nicht gegen ein Glas Magermilch, etwas Hüttenkäse oder eine gelegentliche Scheibe Käse. Wenn Sie gern Milchprodukte essen, sollten Sie einmal täglich ein Glas Magermilch trinken.

Das Problem hier sind die beiden Enzyme Laktase und Laktose. Laktase ist ein im Körper gebildetes Verdauungsenzym, Laktose der Zucker, der in Milchprodukten vorkommt und Gasbildung, Sodbrennen und ein Gefühl von Aufgeblähtsein hervorrufen kann, wenn ein Mensch nicht ausreichend diese Zucker abbauende Laktase besitzt. Laktose kann in hohem Maße reaktiv sein. Wenn Sie kohlenhydratresistent sind, können die Kohlenhydrate in der Milch durch die Laktose Eßgelüste auslösen. Wie jeder andere Zucker wird Laktose im Körper durch Insulin abgebaut. Aber wenn Sie damit Probleme haben, sollten sie bei Milchprodukten Vorsicht walten lassen, da sie in hohem Maß glykämisch sind und den Blutzuckerspiegel gefährden. Wenn bei Ihnen nach dem Genuß eines Milchprodukts Blähungen oder Sodbrennen auftreten, könnten Sie laktoseintolerant sein. Es ist dann besser, sich das Kalzium aus den anderen Lebensmitteln der Stoffwechseldiät zuzuführen. Wollen Sie jedoch nicht auf Milch verzichten, sollten sie auf ein laktosefreies Magermilchprodukt zurückgreifen.

»Wenn ich am Wochenende spät aufstehe, sollte ich dann das Frühstück ausfallen lassen?«

Nein! Unabhängig davon, ob Sie früh oder spät aufstehen, Ihr Körper weiß, daß er relativ lange Zeit kein Essen bekommen hat. Der Blutzuckerspiegel ist niedrig. Er muß nun rasch korrigiert werden. Deshalb sollten Sie innerhalb einer halben Stunde (oder einer dreiviertel Stunde, wenn Sie Sport treiben) nach dem Aufwachen frühstücken, ganz egal, wie spät es ist. Nehmen Sie das Mittagessen innerhalb von zwei Stunden nach dem Frühstück ein, gefolgt von einem schwer kaubaren Snack im Abstand von zwei Stunden. (Nach dem ersten schwer kaubaren Snack können die anderen Snacks leicht kaubar sein.) Planen Sie Ihr Abendessen für nicht später als neunzehn Uhr ein. Wenn Sie Ihr Programm für einen ausgeglichenen Blutzuckerspiegel dem Spätaufstehen am Wochenende anpassen, hilft Ihnen dies, den Blutzuckerspiegel zu stabilisieren, besonders dann, wenn Sie Ihre letzte Mahlzeit etwa um die sonst übliche Zeit einnehmen.

»Ich dachte, Insulin hat mit Diabetes und nicht mit Eßgelüsten zu tun. Ist das richtig?«

Insulin hat natürlich mit Diabetes zu tun. Das habe ich bei meiner Stoffwechseldiät immer berücksichtigt. Es ist jedoch meine Überzeugung, daß spät diagnostizierter Diabetes schon lange zuvor mit einem ständig unausgewogenen Blutzuckerspiegel beginnt. Das überschüssige Insulin, das bei einem schlechten Blutzuckerstatus gebildet wird, erzeugt ein Ungleichgewicht, das nicht nur zu Fettsucht, Müdigkeit, Unkonzentriertheit und Launenhaftigkeit führt, sondern schließlich zu körperlichen Leiden wie dem Diabetes. Das vom Körper produzierte Insulin schaffte es nicht, den Blutzuckerspiegel konstant zu halten – ein Kampf, der nicht gewonnen werden kann. Schließlich führt der beständig hohe Insulinspiegel zu einem spät auftretenden (oder Typ-II-) Diabetes, einem Zustand, bei dem die Zellen gegenüber Insulin resistent werden oder nicht genügend Insulin gebildet wird, um den Blutzuckerspiegel zu senken.

»Ich habe gestern abend zuviel gegessen und dafür als Ausgleich das Brot beim Frühstück weggelassen. Ist das in Ordnung?«

Wenn wir nur die Fehler von gestern ungeschehen machen könnten! Leider gibt es keine Möglichkeit zur Wiedergutmachung. Wenn Sie bei einer Mahlzeit zuviel gegessen haben, können Sie das nicht dadurch korrigieren, daß Sie bei einer anderen weniger essen. Die Stoffwechseldiät funktioniert nicht so. Denken Sie daran, der Schlüssel zu meinem Programm ist ein kontrollierter Blutzuckerspiegel. Der einzige Weg, den Blutzuckerspiegel zu erhöhen und stabil zu halten, ist der, die richtigen Nahrungsmittel in der richtigen Kombination zum richtigen Zeitpunkt zu essen.

Wenn Sie heute das Brot beim Frühstück weglassen, wird Ihr Blutzuckerspiegel noch schlechter werden, als er es am Abend zuvor war, als Sie zuviel gegessen haben. Was ist zu tun? Beginnen Sie am nächsten Morgen erneut mit einem für den Erhalt eines guten Blutzuckerspiegels geeigneten Frühstück innerhalb einer halben Stunde nach dem Aufwachen.

»Wie schaffe ich es, mein Gewicht zu halten, ohne die mühsam abgenommenen Pfunde wieder zuzunehmen?«

Sobald Sie bei der Stoffwechseldiät Ihr Wunschgewicht erreicht haben, kann man sagen, daß Ihnen das Programm »in Fleisch und Blut« übergegangen ist. Sie haben gelernt, wie man ißt, zu welchen Zeiten und in welchen Kombinationen, wie man mit dem Programm reist, arbeitet und ins Restaurant geht. Sie können auf Ihr Lieblingslebensmittel zurückgreifen, wenn Ihnen der Sinn danach steht, und es in der für Sie befriedigenden Menge essen. Sie haben dem Angriff des emotionalen Hungers widerstanden und können Ihre persönlichen Dickmacher identifizieren. Sie fühlen sich gut. Wie das Leben selbst ist die Stoffwechseldiät dynamisch. Sie ändert sich und paßt sich Ihren Bedürfnissen, Wünschen und Ihrem Lebensstil an. Wenn Sie das Erhaltungsprogramm, das ich in diesem Buch zusammengestellt habe, befolgen, brauchen Sie sich keine Sorgen zu machen. Wenn Sie weiterhin Gewicht verlieren, greifen Sie zu einem weiteren Stück Obst oder zu einem proteinhaltigen Lebensmittel. Wenn Sie wieder zunehmen, lassen Sie diese Extraportion weg, oder reduzieren Sie sie. Wiegen Sie Ihr Essen erneut ab, um sicherzugehen, daß Ihr Augenmaß noch stimmt. Überprüfen Sie Ihr Ernährungstagebuch. Treiben Sie ausreichend Sport. Trinken Sie viel Wasser. Sie sind in der Lage, Ihre spezielle Situation zu analysieren und mit ihr umzugehen.

»Hilfe! Plötzlich überkommt mich die Lust auf mein Problemnahrungsmittel! Was soll ich tun?«

Cindy kam eines Nachmittags in Panik zu mir. Ich fragte sie, was los sei. Sie sagte mir, sie hätte schon zwei Pfund abgenommen, müsse aber schon seit drei Tagen an die Schokoladenkekse in der Bäckerei an der Ecke denken, die so appetitlich aussehen, aber leider auch sehr fetthaltig sind. Sie könne nicht arbeiten oder sich mit jemanden unterhalten, weil sie ständig Lust auf einen Schokoladenkeks habe. Am liebsten würde sie sich ein halbes Dutzend besorgen. Schließlich habe sie sich diese Woche schon gewogen.

Solche Situationen treten sehr häufig auf. Da befindet sich jemand in einem guten Blutzuckerstatus, fühlt sich großartig und nimmt ab, und plötzlich überfällt ihn der unwiderstehliche Drang, Eiscreme, Schokolade oder Nudeln zu essen.

Erstens: Überprüfen Sie Ihr Ernährungstagebuch. Haben Sie Ihre schwer kaubaren Snacks vergessen? Haben Sie irgendwelche Teigwaren während des Nachmittags verzehrt? Hat die Zeit für Ihre Snacks oder das Mittagessen nicht gestimmt? Wenn alles in Ordnung ist, bedeutet das, daß sich auch Ihr Blutzuckerspiegel im Gleichgewicht befindet; so bleibt nur noch der emotionale Hunger als Grund für diesen Zustand. Überdenken Sie Ihre gegenwärtige Situation. Gab es Streß in der Familie oder in der Arbeit? Steht ein Ereignis bevor, das Sie nervös macht? Cindy hatte ein zweifaches Problem. Ihr Exmann wollte wieder heiraten, und in der Firma hatte sich der oberste Chef für mehrere Tage angemeldet, um persönlich mit jedem Manager zu sprechen. Sobald Cindy ihren emotionalen Hunger identifiziert hatte, war sie in der Lage, etwas dagegen zu unternehmen. Sie konnte sich mit anderen Dingen als mit Essen belohnen, Sie konnte ihre Eifersucht und Nervosität in den Griff bekommen, indem sie mit einem guten Freund sprach oder einfach ihre Gefühle aufschrieb. War der emotionale Hunger aber so stark, daß selbst dies nichts half, konnte Cindy die Verzögerungstaktik anwenden und einige Karotten essen, während sie sich sagte, daß sie den Schokoladenkeks ja immer noch verspeisen könnte, wenn sie ihn später unbedingt bräuchte. Wesentlich war, daß sie konsequent die Stoffwechseldiät weiterführte.

»Mir ist langweilig, was kann ich tun?«

Langeweile hat zwei Seiten. Einerseits ist sie der Feind des Blutzuckerspiegels. Wenn Sie Ihren Körper durch einen falschen Zeitplan oder falsche Snacks durcheinanderbringen, könnten Sie in einen schlechten Blutzuckerstatus geraten, was Eßgelüste hervorruft. Diese wiederum bewirken, daß Sie sich gelangweilt fühlen. Vielleicht sind

Sie aber auch gerade von einem Abendessen mit Ihrem Lieblingsgericht zurückgekommen, bei dem Sie mehr als üblich getrunken und mehr Süßes als sonst gegessen haben. Bis Ihre Körperchemie wieder stimmt, könnten Sie zwei Tage lang Eßgelüste verspüren, was auch zu einem Gefühl der Langeweile führt. Füllen Sie diese Stunden des Wiedereinpendelns mit einer Beschäftigung aus, die nichts mit dem Essen zu tun hat: einer Massage, einem Einkaufsbummel, einer Partie Tennis. Setzen Sie emotionale Nahrung ein, um sich abzulenken und Abstand zu gewinnen.
Andrerseits ist Langeweile Folge des emotionalen Hungers. Vielleicht haben Sie mit Absicht tagaus, tagein die gleichen Lebensmittel zu sich genommen und dabei unbewußt Selbstsabotage betrieben, so daß sie es langweilig fanden und aus der Diät ausgestiegen sind. Möglicherweise aber mögen Sie wirklich diese Lebensmittel, etwa eine Scheibe Brot mit fettarmem Käse. Aber versuchen Sie einmal etwas anderes, zum Beispiel Truthahn zum Frühstück, Tofu mit Senf auf einer Reisfrikadelle, ein Ei oder ungesüßtes Getreidemüsli mit Magermilch (an alternierenden Tagen). Es gibt genügend Nahrungsmittel in diesem Programm, um keine Langeweile aufkommen zu lassen.

»Ich besuche eine Freundin zum Abendessen – und sie hat ein (kalorienreiches) Gericht extra für mich zubereitet. Hilfe!«

Ich kann gar nicht sagen, wie oft ich diesen Satz schon gehört habe. Ganz egal, ob das Essen, das Freunde für Sie zubereiten, Ihre Diät sabotieren soll oder ob es einfach nur Gedankenlosigkeit ist – es macht keinen Unterschied. Gehen Sie zum Gegenangriff über. Was will Ihre Freundin mit diesem besonderen Gericht ausdrücken? Vielleicht will sie sagen:»Ich mag dich, und ich möchte, daß du weißt, daß du etwas Besonderes für mich bist. Deshalb habe ich dieses Gericht gekocht.« Reagieren Sie mit einer Umarmung und einem ehrlichen Kompliment, etwa in der Art:»Du bist wirklich eine wunderbare Köchin. Alles war bestens. Ich fühle mich bei dir wohl, ganz herzlichen Dank für alles.« Oder Sie sagen:

▶ »Ich bin so satt. Ich esse davon später etwas.« (Jeder wird es vergessen haben).

▶ »Das ist sehr lieb von dir, ich werde eine Portion mit nach Hause

nehmen. Aber ich mache gerade eine Diät und fühle mich nun wirklich gut.« (Freunde sollten das verstehen.)
- »Ich hätte gern etwas davon.« (Dann vermischen Sie es mit dem anderen Essen auf dem Teller oder nehmen nur einen kleinen Bissen.)
- Wenn es wirklich etwas ist, das Sie gern mögen, so machen Sie es zu Ihrem Lieblingslebensmittel. Essen Sie so viel, bis Sie satt sind, aber nicht so viel, wie Ihre Freundin von Ihnen erwartet. Und natürlich – genießen Sie jeden Bissen davon!

»Wann soll ich mit dem Abnehmen aufhören?«

Dies ist eine individuelle Frage mit einer individuellen Antwort. Als Karen fünfundzwanzig Pfund abgenommen hatte, stellte sie fest, daß ihre Kleider nun viel lockerer saßen. Ihr gefiel das, was sie im Spiegel sah, wenn sie angezogen war. Sie wollte ihr Gewicht halten und nicht weiter abnehmen. Sie fühlte sich großartig, war energiegeladen und mit ihrem Aussehen zufrieden. Es gab keinen Grund, weiter abzunehmen. Jack andrerseits hatte dreißig Pfund abgenommen, war aber immer noch nicht zufrieden, wie er in seinen Jeans aussah. Er hatte es satt, Hosen und Hemden in Übergrößen zu kaufen. Sein Blutdruck war immer noch erhöht. Er wollte weitere zehn Kilo abnehmen, und es schien vernünftig. Um seinen emotionalen Hunger in Schach zu halten, begann er an vier statt an drei Tagen der Woche Sport zu treiben. Er experimentierte mit verschiedenen Lebensmittel und beschloß, regelmäßig ins Kino zu gehen und sich jeden neuen Film anzusehen, um seinen emotionalen Hunger zu stillen. In Jacks Fall war es vollkommen in Ordnung, weiter abzunehmen. Mit anderen Worten: Die Ziffern auf der Waage sagen gar nichts aus und sind nur Richtlinien im Verlauf der Stoffwechseldiät. Was zählt, ist, wie Sie aussehen und wie Sie sich fühlen.

»Wie denken Sie über alternative Therapien?«

Ich habe das Wort alternativ nie gemocht. Es impliziert, daß es eine andere, wundersame Art von Heilbehandlung gibt. Fragen Sie die Chinesen, ob Akupunktur eine alternative Heilmethode ist, und Sie werden Verwirrung hervorrufen. Ähnlich ist es mit der Phytotherapie, der Heilpflanzenkunde, die im östlichen Teil der Welt, aber auch in Europa, seit Jahrtausenden praktiziert wird – lange bevor es Antibiotika und Röntgenstrahlen gab. Zu den alternativen Therapien zählen:

- Homöopathie
- Massage
- Nahrungsergänzung mit Vitaminen
- Aromatherapie
- Naturheilkunde
- Akupunktur
- Meditation und kreative Visualisierung
- Yoga
- Bachblüten

Die Wissenschaftlerin in mir hat jedoch Respekt vor den Leistungen der modernen Medizin und ihren technischen Errungenschaften. Viele Leiden wurden nur durch sie geheilt. Und wie in anderen Bereichen auch, trägt die Kombination verschiedener Methoden zur besseren Gesundheit und einem produktiven Leben bei. Alternative Therapien konzentrieren sich auf das körperliche Wohlbefinden und die Verhütung von Krankheiten. Sie legen ihren Schwerpunkt auf Ernährung und Bewegung sowie streßmindernde Techniken. Die Schulmedizin konzentriert sich darauf, die Krankheit in den Griff zu bekommen, sobald sie auftritt. Beide Therapiemöglichkeiten haben ihren Platz. Die präventive Medizin der sogenannten alternativen Methoden will verhindern, daß sich Krankheiten überhaupt erst entwickeln können. Aber Krankheit ist ein komplizierter Prozeß, und es gibt so viele Faktoren, warum Menschen krank werden; das beginnt mit der genetischen Anlage und kann beim Unfall enden. Wenn irgendein Bereich des Körpers ernsthaft von Krankheit betroffen ist, wäre es verantwortungslos, keinen Arzt aufzusuchen.

186 WAS IST SELBSTMORD MIT MESSER UND GABEL?

»Wie gleiche ich meine Diät an, wenn ich in einem
Flugzeug verschiedene Zeitzonen passiere?«

Dies ist ein weiteres Plus für die Stoffwechseldiät. Wenn Sie zufällig ein Vielflieger sind, sei es aus beruflichen Gründen oder zum Vergnügen, hilft Ihnen mein Programm, den Jet-lag zu verhindern. Ein stabiler Blutzuckerspiegel hält Ihren Energielevel oben und sorgt für einen ausgewogenen Hormonhaushalt. Und indem Sie die Zeit für Snacks und Mahlzeiten einhalten, bleibt auch Ihre innere Uhr im Takt. Hier ein paar Empfehlungen: Frühstücken Sie immer, bevor Sie in das Flugzeug steigen. Sie wissen nie, wann es etwas zu essen gibt, und es ist wichtig, daß Sie rechtzeitig essen. Und vergessen Sie nicht: gesalzene Nüsse, Häppchen, Sandwiches und Cracker sind keine gute Wahl. Schauen Sie genau hin. Eine gute Alternative für die Menüs aus der Plastikbox sind Babykarotten, aufgeschnittener Kohl, Radieschen, Pitabrot, gefüllt mit Truthahn, Tomaten, Kopfsalat und Alfalfasprossen, verpackt in verschlossenen Plastikbeuteln. All dies lenkt Sie ab und garantiert, daß Sie Ihren schwer kaubaren Snack nicht vergessen. Und noch ein weiteres Plus: Wenn Sie an einem schwer kaubaren Snack zu beißen haben, benötigen Sie keinen Kaugummi für den Druckausgleich in den Ohren. Vergessen Sie nicht, eine Flasche Mineralwasser während des Flugs zu trinken, denn die Luft im Flugzeug trocknet nicht nur Ihre Haut und Ihren Körper aus, sie kann auch das chemische Gleichgewicht stören. Das Wasser trägt dazu bei, es zu stabilisieren, die Haut glatt zu halten und den Jet-lag zu lindern.

»Ich möchte noch mal zehn Pfund abnehmen,
aber es klappt nicht. Warum?«

Auch diesen Satz habe ich schon unzählige Male gehört. Es gibt technische Gründe, die ziemlich leicht erkannt und korrigiert werden können. Vielleicht haben Sie keine klaren Vorstellungen über Ihre Extras, oder Ihre Portionen sind zu groß. Vielleicht treiben Sie auch nicht genug Sport, so daß Sie Ihr Essen nicht so effizient verbrennen. Auch ein niedriger Blutzuckerspiegel, der von einer zu üppigen Mahlzeit herrührt und Sie träge macht, kann dafür verantwortlich sein, daß Sie das Essen nicht optimal verbrennen. Oder, ganz im Gegenteil, Sie essen zuwenig, so daß sich Ihr Stoffwechsel verlangsamt, um Energie zu sparen. Und schließlich könnten diese zehn Pfund der Beweis dafür sein, daß Sie kohlenhydratresistent sind. Es könnte auch emotionale Gründe dafür geben, weshalb Sie diese fünf Kilogramm nicht abnehmen und warum das so wichtig für sie ist. Das prägnanteste Beispiel für das sogenannte Zehn-Pfund-Syndrom war Samantha, ein früheres Model, das nun verheiratet war und eine kleine Tochter besaß. Die meisten Menschen hätten sie um ihre Figur beneidet, aber Samantha sah nur die zehn Pfund, die sie während der Schwangerschaft zugenommen hatte und nicht mehr loswurde. Sie befolgte bereits einen Sportplan mit einem Training am Treppensteiggerät, betrieb Jogging, machte Ballett und begann mit Begeisterung die Stoffwechseldiät. Zuerst klappte alles wunderbar. Samantha nahm langsam ab, ein Pfund pro Woche. Aber nachdem sie drei Kilo verloren hatte, fing sie an, sich selbst zu betrügen, vergaß die schwer kaubaren Snacks, ließ das Frühstück ausfallen und aß nach dem Abendessen. Mir war klar, daß dies Ausdruck eines emotionalen Hungers war, und ich drängte sie, über ihre Gefühle zu sprechen. Aber Samantha wiederholte einfach immer wieder nur, daß sie zehn Pfund abnehmen müsse. Ich wußte, daß sie für etwas anderes standen – und auch Samantha wußte es. Es wurde ihr klar, daß diese zehn Pfund eine willkommene Ablenkung von ihren Problemen waren. Sie mußte eine Blockade dagegen errichten, sich nach einem besseren Job umzuschauen; denn dann hätte sie sich mit ihrer Angst vor Erfolg und der ihr zugrundeliegenden Ursache, dem geringen Selbstwertgefühl, auseinandersetzen müssen. (»Schließlich verdiene ich überhaupt keinen Erfolg!« sagte sie.) Samantha nahm diese zehn Pfund nie ab. Es schien auch nicht mehr so wichtig zu sein, weil sie beruflich weitergekommen war.

Stellen Sie sich die Fragen, die ich Samantha stellte. Was bedeuten diese zehn Pfund für Sie? Gibt es sonst noch etwas in Ihrem Leben, das Sie belastet und mit dem auseinanderzusetzen Ihnen größte Mühe bereitet? Wenn Sie nach eingehenden Überlegungen immer noch Probleme mit Ihrem Zehn-Pfund-Syndrom haben, empfehle ich Ihnen, sich an Ihren Arzt zu wenden und ihn um die Adresse eines guten Therapeuten zu bitten.

»Muß ich in der Menopause meine Diät modifizieren?«

Die Stoffwechseldiät eignet sich für Menschen jeden Alters. Weil jedoch die Menopause mit Kalziummangel einhergeht, empfehle ich, Ihre Kalziumergänzung um 400 Milligramm zu erhöhen. Essen Sie viel kalziumhaltige Lebensmittel. Werfen Sie einen Blick auf die Liste in Kapitel 3, »Kalziumreiche Lebensmittel« (Seite 61).

Wenn Ihr Gewichtsverlust zu stagnieren scheint, Sie beispielsweise nur ein halbes bis ein Pfund pro Woche oder noch weniger abnehmen, dabei aber regelmäßig Sport treiben, sollten Sie für eine Woche die Kohlenhydrate weglassen (siehe Kapitel 7, Seite 143), um zu sehen, ob die Gelüste aufhören und Sie sich besser fühlen. Viele Frauen zwischen vierzig unf fünfzig, die in meine Praxis kommen, hatten vor der Menopause nie Gewichtsprobleme. Ich fand heraus, daß diese zusätzlichen fünf bis zehn Kilogramm mühelos verschwinden, wenn man versucht, die Kohlenhydrate in der Nahrung zu reduzieren. Ich hoffe auf weitere Publikationen von Forschungsarbeiten, die den Zusammenhang zwischen menopausalen Hormonschwankungen und Blutzuckerspiegel bestätigen.

»Hilft Ihre Diät auch gegen PMS?*«

Absolut! Ich habe zahllose Patientinnen, die mir berichten, daß ihre PMS-Symptome – das Gefühl, aufgebläht zu sein, Stimmungsschwankungen, Krämpfe – mit der Stoffwechseldiät ganz verschwunden oder zumindest stark zurückgegangen sind. Der Grund hierfür ist, daß sich mein Programm direkt auf das endokrine System, das heißt auf die Hormonregulation auswirkt. Indem Sie sich ausgewogen ernähren, führen Sie sich auch die Nährstoffe zu, die das endokrine System zu seiner Funktion benötigt. Es werden Hormone produziert, die den Körper im Gleichgewicht halten, so daß die PMS-typischen Schwankungen vermieden werden. Vor der Menstruation fällt der Blutzuckerspiegel ab. Ihr gesamtes endokrines System bereitet sich auf die Menstruation vor. Ein ausgeglichener Blutzuckerspiegel hilft, die emotionalen Schwankungen zu beseitigen, während der regelmäßige Verzehr von Früchten und Gemüse dazu beiträgt, daß sich keine Ödeme (oder Schwellungen) im Körper bilden und das unangenehme Span-

---
* prämenstruelles Syndrom

nungsgefühl in der Brust verschwindet. Das wirkt sich auch bis zu einem gewissen Grad positiv auf die Stimmungsschwankungen aus.

»Wie finde ich heraus, ob unbewußte Impulse an meinem emotionalen Hunger beteiligt sind?«

Sobald der Blutzuckerspiegel bei meinen Patienten in Ordnung ist, beginnen wir nach den emotionalen Gründen für ihren Heißhunger zu forschen, die ihre Bemühungen um Gewichtsverlust sabotieren könnten. Die Patienten, die mich persönlich aufsuchen oder sich telefonisch mit mir in Verbindung setzen, haben den Vorteil, daß Adele Puhn sofort zur Stelle ist. Sie hingegen können zurück zu Kapital 5 dieses Buches blättern, das sich ausschließlich mit den Gründen für den emotionalen Hunger befaßt. Gehen Sie Ihre Antworten in dem Fragebogen gewissenhaft durch. Versuchen Sie herauszufinden, ob Ihr Drang zu essen dann am stärksten ist, wenn Sie vor prekären Anlässen, wie etwa Familientreffen, stehen oder wenn sich Erfolge in Ihren Bemühungen, Gewicht abzunehmen, einstellen.

Hier ein weiterer Tip, den ich meinen Patienten gebe: Schließen Sie die Augen, und visualisieren Sie Ihre Phantasiefamilie. Versuchen Sie sich eine Familiensituation vorzustellen, die Ihnen ein wunderbares Gefühl von Sicherheit und Geborgenheit vermittelt: Ihre Mutter, die Sie umarmt, Ihren Vater, der Ihnen bei den Hausaufgaben hilft, Ihren Bruder oder Ihre Schwester, der/die Ihnen Dinge zurückgibt, die er oder sie sich im letzten Jahr ausgeliehen hat. Stellen Sie sich den Ausdruck auf den Gesichtern Ihrer Familie vor. Sehen Sie die Zuneigung, die sich in ihren Augen spiegelt, das Lächeln.

Nun öffnen Sie die Augen und fragen sich, ob diese Phantasiefamilie eine Flucht vor der Realität ist. Da Sie als Kind vielleicht nie das bekamen, was Sie sich gewünscht haben, versuchen Sie dies nun ganz unbewußt als Erwachsener. Da dies ein völlig irrationales und unrealistisches Unterfangen ist, werden Sie schließlich immer wieder enttäuscht; so greifen Sie möglicherweise nach dem Essen, um sich über den Schmerz, die Wut und das Verlustgefühl hinwegzutrösten.

Dies klingt ein wenig nach »Psychogelabere«, aber ich versichere Ihnen, daß dieses Phänomen viel häufiger auftritt, als Sie es vielleicht für möglich halten. Wenn Sie mit einem solchen Problem konfrontiert sind, empfehle ich Ihnen dringend, einen Therapeuten aufzusuchen.

Er kann Ihnen am besten helfen, diesen speziellen emotionalen Hunger zu verstehen und zu überwinden.

»Kann ich Lebensmittel essen, die nicht auf Ihren Listen stehen?«

Von dem Augenblick an, in dem Sie die Stoffwechseldiät beginnen, legen Sie auf Dauer ein Ernährungskonzept fest. Dies ist eine Lebensstildiät, kein Zeitprogramm, bis Sie Ihr Idealgewicht wiedererlangt haben. Ich erinnere mich an Kate, eine Künstlerin mit Sinn für Humor. Sie hatte mit meinem Programm fünfunddreißig Pfund abgenommen und betrieb fünfmal in der Woche Sport. Sie ging ihren emotionalen Hunger richtig an, verordnete sich emotionale Nahrung, um ihr Bedürfnis nach Geborgenheit und Sicherheit zu befriedigen. Es schien, als ob nichts sie auf ihrem Weg zum Erfolg aufhalten könnte.

Aber es gab einen Haken in dieser Geschichte. Ohne ihn mit mir zu besprechen, hatte Kate sich einen größeren Plan zurechtgelegt. Tief in ihrem Herzen hatte sie sich nicht verändert. Als sie die fünfunddreißig Pfund los war, beschloß sie, daß sie nun schlank genug war und keine Diät mehr einhalten mußte. Sie konnte die Artikel über Diät und Übergewicht in den Zeitschriften vergessen und essen, was sie wollte, und dabei jeden Bissen genießen. Im Grunde genommen hatte sie recht, aber dieser Satz »... und dabei jeden Bissen genießen ...« ist noch nicht beendet. Wie Sie wissen fehlt: »... wenn ihr Blutzuckerspiegel in Ordnung ist.« Das Problem mit Kate war, daß sie zu knabbern anfing und sich mit Keksen und Vorspeisen betrog. Ihr Blutzuckerspiegel sackte ab, die Äpfel und Karotten verfaulten im Kühlschrank. Das Ergebnis war, daß Kate wieder fünfzehn Pfund zunahm und erneut bei mir landete. Wir begannen ihr Seelenleben zu erforschen, und sie erkannte bald, daß sie mit der nicht ganz einfachen Aufgabe konfrontiert war, selbst die Verantwortung für ihre Gesundheit und ihr Wohlbefinden zu übernehmen.

»Welche Vitamine und Mineralien brauche ich,
und in welchen Lebensmitteln sind sie enthalten?«

Die Stoffwechseldiät ist das Ergebnis langjähriger Versuche. Ich habe das Programm erforscht und es immer wieder an mir und meinen Patienten erprobt und verbessert und zu dem erfolgreichen Programm gemacht, das es nun ist. Wenn Sie es befolgen und Lebensmittel aus der Liste in Kapitel 3 (siehe Seite 67 ff.) wählen, werden Sie ausreichend mit Vitaminen und Mineralstoffen versorgt. Nehmen Sie zur Grundversorgung ein Multivitamin- und Mineralstoff- sowie ein Kalzium-Magnesium-Präparat ein. Jeder Mensch hat seine eigenen Bedürfnisse, und Sie sollten einen Arzt oder Ernährungsexperten um Rat bitten, bevor Sie dieses oder ein anderes Diätprogramm beginnen. Weitere Informationen zum Thema Vitamine und Mineralstoffe finden Sie im Anhang A.

»Meine Freunde sagen ständig ›es reicht schon‹.
Langsam glaube ich selbst daran.«

Es ist schwierig, das Ziel im Auge zu behalten, wenn alle Ihnen sagen, Sie hätten es bereits erreicht. Komplimente sind was Wunderbares und motivieren meist auch, aber Saboteure stehen immer bereit. Und was regt den emotionalen Hunger mehr an als die Worte »es reicht«. Ich habe Patienten, die ständig Bilder von Schokoladetrüffeln, von Abendessen in ihrem Lieblingsrestaurant, von Champagner, von Teigwaren zum Mittag- und Abendessen, ja sogar als Snack, im Kopf haben. Erkennen Sie Ihr Problem, und finden Sie die Erklärung dafür. Nehmen Sie die Komplimente an, freuen Sie sich darüber. Seien Sie stolz auf sich. Gesundes Essen und Bewegung bedeuten nicht, daß Sie niemals Schokoladetrüffel oder Nudeln essen dürfen, es bedeutet nur, eine Wahl zu treffen. Und wenn »bereits genug« nicht ganz Ihr Ziel ist, machen Sie einfach weiter.

ANHANG A

VITAMINE UND MINERALSTOFFE IN NAHRUNGSMITTELN

Vitamin A (Beta-Karotin)

Wirkung: Für gesundes Gewebe, Haut, Haare und Schleimhäute; gegen Nachtblindheit; wesentlich für normales Wachstum und die Fortpflanzung.

Vorkommen: Gelbes Gemüse wie Winterkürbis, Yamswurzel, Süßkartoffeln und Karotten. Dunkelgrünes Gemüse wie Brokkoli, Spinat, grüne Bohnen, Kohl und Kopfsalat. Kantalupe, Äpfel, Blumenkohl, Birnen; Käse (fettarm); Milch; Tofu; Eigelb; Aprikosen.

Vitamin B_1 (Thiamin)

Wirkung: Unterstützt den Stoffwechsel bei der Energiegewinnung aus Kohlenhydraten, fördert gesunde Muskeln und Nerven (einschließlich zentrales Nervensystem und Herz); bekämpft Müdigkeit und Reizbarkeit.

Vorkommen: Fleisch, insbesondere Schweinefleisch; Tofu; Vollgetreide, Reis und Brot; getrocknete Bohnen und Erbsen, besonders blaue und schwarze; Sonnenblumenkerne; Nüsse.

Vitamin B_2 (Riboflavin)

Wirkung: Unterstützt den Stoffwechsel bei der Energiegewinnung aus der Nahrung, fördert einen klaren Blick, gesunde Haare, Haut und Nägel; wesentlich für das Wachstum.

Vorkommen: Hühner-, Truthahn- und andere Geflügelprodukte; alle

Arten von Fisch; getrocknete Bohnen; Nüsse; Sonnenblumenkerne; Käse (fettarm); Eier; Milch; Tofu; weißer Joghurt; Vollgetreide, Reis und Brot; grünes Blattgemüse wie Spinat, Brokkoli und Kohl; Algen.

Vitamin B_3 (Niacin)

Wirkung: Aktiviert den Stoffwechsel, für gesunde Haut und Haare, wichtig für gesundes Wachstum und die Versorgung des Gewebes im Verdauungsbereich; regt den Blutkreislauf an.

Vorkommen: Kalbfleisch; Produkte vom Schwein; Huhn, Truthahn und anderes Geflügel; alle Arten von Fisch; Nüsse, Sonnenblumenkerne; getrocknete Bohnen wie Linsen und schwarz gesprenkelte Erbsen; grünes Blattgemüse wie Spinat, Brokkoli, Kohl und Kopfsalat; Vollgetreide, Reis und Brot; Milch; Sojaprodukte; Eier.

Pantothensäure

Wirkung: Unterstützt die Nebennieren bei der Produktion von Streßhormonen, fördert gesunde Haut, Haare und Nerven.

Vorkommen: Nüsse; alle Arten von Bohnen einschließlich Kidneybohnen und Linsen; Truthahn, Huhn und andere magere Geflügelprodukte; Milch, Sojamilch, Tofu, Tempeh.

Vitamin B_6

Wirkung: Fördert die Fettverbrennung, unterstützt den Körper beim Abbau von Proteinen und fördert das Gewebewachstum, unterstützt die Leber bei der Glykogenfreisetzung, regt die Bildung von roten Blutkörperchen an, unterstützt die Regulation des Flüssigkeitshaushalts im Körper.

Vorkommen: Sonnenblumenkerne; alle Arten von Bohnen einschließlich Kidney- und schwarze Bohnen sowie Linsen; mageres Truthahnfleisch, Hühnerfleisch oder andere Geflügelprodukte; grünes Blattgemüse wie Spinat, Kohl, Brokkoli, Kohlrabi und Kopfsalat; alle Früchte und Gemüse aus dem Stoffwechseldiätprogramm.

Vitamin B$_{12}$

Wirkung: Fördert die Bildung der roten Blutkörperchen, unterstützt die Synthese von Erbgut in den Zellen, stimuliert das Wachstum, unterstützt die Fettverbrennung, fördert ein gesundes Nervensystem.

Vorkommen: Rotes Fleisch, magere Truthahn-, Hühner- und andere Geflügelprodukte; Schweinefleisch; Hüttenkäse; Kalbfleisch; Käse (fettarm); alle Arten von Fisch, insbesondere Schaltiere wie Hummer und Garnelen; Milch; Sojamilch; Tofu; Tempeh; fettarmer Naturjoghurt; Eier.

Biotin

Wirkung: Unterstützt die Fettverbrennung, fördert eine effiziente Energieproduktion.

Vorkommen: Fast in jedem Lebensmittel in der Stoffwechseldiät, insbesondere in Eiern.

Folsäure

Wirkung: Fördert die Bildung der roten Blutkörperchen, unterstützt den Proteinabbau; lebenswichtig während der Schwangerschaft für die Zellteilung.

Vorkommen: Grünes Blattgemüse wie Spinat, Brokkoli, Kohl, Kohlrabi und Kopfsalat; alle Arten von Bohnen einschließlich Kidney- und schwarze Bohnen, Linsen und Kichererbsen; grüne Bohnen; Vollgetreide, Reis, Körner und Brot; alle Früchte einschließlich Orangen, Kantalupe, Äpfel, Birnen und Erdbeeren.

Vitamin C

Wirkung: Essentielles Vitamin für gesunde Zähne, Knochen, Haut und Bindegewebe; fördert die Heilung von Quetschungen, Prellungen und Schnittverletzungen, stärkt das Immunsystem, unterstützt die Fähigkeit des Körpers, Eisen zu absorbieren und zu verarbeiten; Antioxidans, das dem Körper hilft, freie Radikale zu bekämpfen, die bei gehäuftem Auftreten am vorzeitigen Alterungsprozeß beteiligt sind.

Vorkommen: Zitrusfrüchte, Erdbeeren, Orangen, Grapefruit und Kantalupe; dunkelgrünes Gemüse wie Spinat, grüne Bohnen, Brokkoli, Kohlrabi und Kürbis; Blumenkohl; Paprika (alle Farben); Tomaten; gebackene Kartoffeln; Süßkartoffeln; Birnen; Äpfel; Karotten; roher Kohl.

Vitamin D

Wirkung: Essentielles Vitamin für gesunde Zähne und Knochen; reguliert die Verstoffwechslung von Nahrungsmitteln, insbesondere von Milchprodukten.

Vorkommen: Mager- und Sojamilch; Naturjoghurt; Hütten- und fettarmer Käse; Tofu; Tempeh; Thunfisch; Eigelb; Fettfisch wie Lachs und Sardinen.

Vitamin E

Wirkung: Antioxidans, das den Körper darin unterstützt, freie Radikale zu bekämpfen, die den vorzeitigen Alterungsprozeß beschleunigen.

Vorkommen: Öl einschließlich Oliven-, Canola- und Distelöl; Sonnenblumenkerne; alle Arten von Fisch und Schaltiere; Weizenkeime; Vollgetreide, Reis und Bohnen; grünes Blattgemüse wie Spinat, Brokkoli, Kohlrabi und Kohl.

Vitamin K

Wirkung: Wesentlich für die Blutgerinnung.
Vorkommen: Grünes Blattgemüse wie Brokkoli, Kohlrabi, Spinat und Kohl; Blumenkohl; Tofu.

Kalzium

Wirkung: Wesentlich für gesunde Knochen, Zähne und Muskeln, fördert die Blutgerinnung, wichtig für ein ausgeglichenes Nervensystem.

Vorkommen: Mager- und Sojamilch; Hütten- und fettarmer Käse; Tofu; Tempeh; dunkelgrüne Blattgemüse wie Brokkoli, Winterkohl und Spinat; Bohnen, Linsen und Erbsen; Sonnenblumenkerne; Sesamsamen; gebackene Süßkartoffeln; Rüben; Naturjoghurt; Senfblattkohl, Ruccola; Fenchel; Algen und Kelp; alle Arten von Fisch, insbesondere Jakobsmuscheln, Garnelen, Sardinen und Lachs.

Phosphor

Wirkung: Fördert gesunde Zähne und Knochen, wesentlich für die Entwicklung des genetischen Materials, der Zellmembranen und der Enzyme, die für Stoffwechsel und Verdauung notwendig sind; unterstützt außerdem die Stoffwechselfunktion.

Vorkommen: Rotes Fleisch; Kalbfleisch; magere Truthahn-, Hühner- und andere Geflügelprodukte; alle Arten von Fisch einschließlich Lachs, Forelle und Kabeljau; Mager- und Sojamilch; Hütten- und fettarmer Käse; Eier; Sonnenblumenkerne; Vollgetreide, Reis und Brot; Weizenkeime; Artischocken; Birnen; alle Früchte und Gemüse der Stoffwechseldiät.

Magnesium

Wirkung: Fördert gesunde Knochen, hilft bei der Regulierung der Körpertemperatur, unterstützt die Energiefreisetzung aus den Muskeln; essentiell für eine gesunde Herz-Kreislauf-Funktion, reguliert die Stimmung, natürliches Beruhigungsmittel.

Vorkommen: Vollgetreide, Reis und Brot; dunkles Blattgemüse wie Spinat, Winterkohl, Senfblattkohl und Brokkoli; Sonnenblumenkerne; alle Arten von Bohnen und Gemüse einschließlich Kidneybohnen und Linsen; Tofu; Tempeh; alle Arten von Fisch; mageres rotes Fleisch; magere Truthahn-, Hühner- und andere Geflügelprodukte; Butter; Pfirsiche; Nektarinen.

198 VITAMINE UND MINERALSTOFFE

Natrium

Wirkung: Wichtig für das Flüssigkeitsgleichgewicht und ein gesundes Nervensystem.
Vorkommen: Alle Lebensmittel der Stoffwechseldiät enthalten einen ausreichenden Tagesbedarf an Natrium.

Kalium

Wirkung: Wichtig für einen ausgewogenen Flüssigkeitshaushalt, wesentlich für ein gesundes Herz-Kreislauf- und Nervensystem, unterstützt den Stoffwechsel und die richtige Energiefreisetzung aus der Nahrung.
Vorkommen: In allen Lebensmitteln der Stoffwechseldiät, besonders reichlich in Obst, Bohnen, Gemüse und mageren Fleischsorten.

Chlorid

Wirkung: Fördert die Magensaftsekretion, notwendig für eine gute Verdauung.
Vorkommen: Alle Arten von Fisch und Schaltieren; Mager- und Sojamilch; Hüttenkäse; Eier; rotes Fleisch, Kalb- und Schweinefleisch; magere Truthahn-, Hühner- und andere Geflügelprodukte.

Eisen

Wirkung: Wesentlich für die Bildung der roten Blutkörperchen, insbesondere des Hämoglobins, das den Sauerstoff durch den Körper transportiert; unterstützt die Energiegewinnung und fördert gesunde Haut.
Vorkommen: Schweinefleisch; rotes Fleisch; Vollgetreide, Reis und Brot; alle Arten von Bohnen und Linsen; magere Truthahn-, Hühner- und andere Geflügelprodukte; alle Arten von Fisch, insbesondere Muscheln; Mangoldgemüse; Senfblattkohl; Tofu; Walnüsse.

Kupfer

Wirkung: Fördert die Produktion der roten Blutkörperchen, insbesondere des Hämoglobins, das den Sauerstoff durch den Körper transportiert; fördert gesunde Knochen sowie ein gesundes Nerven- und Kreislaufsystem.

Vorkommen: Vollkornbrot, Getreide und Reis; Weizenvollkornbrot; Buchweizen; Schaltiere; Walnüsse; Sonnenblumensamen; alle Arten von Bohnen, Erbsen und Linsen; dunkelgrünes Blattgemüse wie Winterkohl, Spinat und Brokkoli; Pflaumen.

Zink

Wirkung: Fördert die Hormonbildung; hilft, die Insulinproduktion im Gleichgewicht zu halten, und regt die Blutbildung an, unterstützt die Blutgerinnung, hält das Gewebe gesund, stärkt das Immunsystem, fördert eine gesunde Haut.

Vorkommen: Vollkornbrot, Reis und Getreide, insbesondere brauner Reis; Sonnenblumenkerne; magere Truthahn-, Hühner- und andere Geflügelprodukte; alle Arten von Fisch und Schaltieren, insbesondere Muscheln und Austern; alle Arten von Bohnen, Linsen; mageres rotes Fleisch.

Jod

Wirkung: Für die gesunde Funktion der Schilddrüse.

Vorkommen: Alle Arten von Fisch und Schaltieren; Algen einschließlich Kelp und Nori; Hüttenkäse; Mager- und Sojamilch; fettarmer Käse; Vollkornbrot.

Fluorid

Wirkung: Wichtig für gesunde Zähne und gesundes Weichgewebe.

Vorkommen: Alle Arten von Fisch und Schaltieren; Tee; einige Tafelwässer (Etikett überprüfen).

Chrom

Wirkung: Fördert die Energieproduktion und den Fettstoffwechsel.
Vorkommen: Mageres Fleisch; alle Fische und Meeresfrüchte; Vollgetreide, Reis und Brot; mageres Hühnerfleisch; Eier.

Selen

Wirkung: Antioxidans, das den Körper in der Bekämpfung der freien Radikale unterstützt, die mit am vorzeitigen Alterungsprozeß beteiligt sind; stärkt das Immunsystem.
Vorkommen: Alle Arten von Fisch und Schaltieren; mageres Fleisch und Geflügel; Vollgetreide, Reis und Brot; Zwiebeln und Knoblauch.

Mangan

Wirkung: Stimuliert die Enzymaktivität.
Vorkommen: Vollgetreide, Reis und Brot; alle Früchte und Gemüse der Stoffwechseldiät, insbesondere Spinat.

Molybdän

Wirkung: Stimuliert die Enzymaktivität, fördert gesunde Zähne.
Vorkommen: Alle Arten von Gemüse und Bohnen; mageres Schweinefleisch; dunkelgrünes Blattgemüse wie Spinat, Winterkohl, Senfblattkohl, Kopfsalat und Brokkoli; Tomaten; Magermilch; Vollgetreide, Reis und Brot; Karotten; Winterkürbis; Weizenkeim; Erdbeeren.

ANHANG **B**

ERNÄHRUNGSTAGEBUCH

ERNÄHRUNGSTAGEBUCH

DATUM			
TAG	MONTAG	DIENSTAG	MITTWOCH
FRÜHSTÜCK	Zeit:	Zeit:	Zeit:
SNACK	Zeit:	Zeit:	Zeit:
SNACK	Zeit:	Zeit:	Zeit:
MITTAGESSEN	Zeit:	Zeit:	Zeit:
SNACK	Zeit:	Zeit:	Zeit:
SNACK	Zeit:	Zeit:	Zeit:
ABENDESSEN	Zeit:	Zeit:	Zeit:
BEMERKUNGEN			

DONNERSTAG	FREITAG	SAMSTAG	SONNTAG
Zeit:	Zeit:	Zeit:	Zeit:
Zeit:	Zeit:	Zeit:	Zeit:
Zeit:	Zeit:	Zeit:	Zeit:
Zeit:	Zeit:	Zeit:	Zeit:
Zeit:	Zeit:	Zeit:	Zeit:
Zeit:	Zeit:	Zeit:	Zeit:
Zeit:	Zeit:	Zeit:	Zeit:

ERNÄHRUNGSTAGEBUCH

DATUM			
TAG	MONTAG	DIENSTAG	MITTWOCH
FRÜHSTÜCK	Zeit:	Zeit:	Zeit:
SNACK	Zeit:	Zeit:	Zeit:
SNACK	Zeit:	Zeit:	Zeit:
MITTAGESSEN	Zeit:	Zeit:	Zeit:
SNACK	Zeit:	Zeit:	Zeit:
SNACK	Zeit:	Zeit:	Zeit:
ABENDESSEN	Zeit:	Zeit:	Zeit:
BEMERKUNGEN			

DONNERSTAG	FREITAG	SAMSTAG	SONNTAG
Zeit:	Zeit:	Zeit:	Zeit:
Zeit:	Zeit:	Zeit:	Zeit:
Zeit:	Zeit:	Zeit:	Zeit:
Zeit:	Zeit:	Zeit:	Zeit:
Zeit:	Zeit:	Zeit:	Zeit:
Zeit:	Zeit:	Zeit:	Zeit:
Zeit:	Zeit:	Zeit:	Zeit:

Ernährungstagebuch

Datum			
Tag	Montag	Dienstag	Mittwoch
Frühstück	Zeit:	Zeit:	Zeit:
Snack	Zeit:	Zeit:	Zeit:
Snack	Zeit:	Zeit:	Zeit:
Mittagessen	Zeit:	Zeit:	Zeit:
Snack	Zeit:	Zeit:	Zeit:
Snack	Zeit:	Zeit:	Zeit:
Abendessen	Zeit:	Zeit:	Zeit:
Bemerkungen			

DONNERSTAG	FREITAG	SAMSTAG	SONNTAG
Zeit:	Zeit:	Zeit:	Zeit:
Zeit:	Zeit:	Zeit:	Zeit:
Zeit:	Zeit:	Zeit:	Zeit:
Zeit:	Zeit:	Zeit:	Zeit:
Zeit:	Zeit:	Zeit:	Zeit:
Zeit:	Zeit:	Zeit:	Zeit:
Zeit:	Zeit:	Zeit:	Zeit:

ERNÄHRUNGSTAGEBUCH

DATUM			
TAG	MONTAG	DIENSTAG	MITTWOCH
FRÜHSTÜCK	Zeit:	Zeit:	Zeit:
SNACK	Zeit:	Zeit:	Zeit:
SNACK	Zeit:	Zeit:	Zeit:
MITTAGESSEN	Zeit:	Zeit:	Zeit:
SNACK	Zeit:	Zeit:	Zeit:
SNACK	Zeit:	Zeit:	Zeit:
ABENDESSEN	Zeit:	Zeit:	Zeit:
BEMERKUNGEN			

ERNÄHRUNGSTAGEBUCH

	DONNERSTAG	FREITAG	SAMSTAG	SONNTAG
	Zeit:	Zeit:	Zeit:	Zeit:
	Zeit:	Zeit:	Zeit:	Zeit:
	Zeit:	Zeit:	Zeit:	Zeit:
	Zeit:	Zeit:	Zeit:	Zeit:
	Zeit:	Zeit:	Zeit:	Zeit:
	Zeit:	Zeit:	Zeit:	Zeit:
	Zeit:	Zeit:	Zeit:	Zeit:

ANHANG C

MUSTER FÜR EIN ZEHNTÄGIGES ERNÄHRUNGSTAGBUCH

DATUM	14. August	15. August	16. August
TAG	MONTAG	DIENSTAG	MITTWOCH
FRÜHSTÜCK	Zeit: 7.15 Tofu, 2 Roggen- brötchen	Zeit: 7.20 1 Ei, 1 Scheibe Toast, Wasser	Zeit: 7.20 ½ Pack. Hüttenkäse, 1 Scheibe Toast 9.00 Kaffee
SNACK	Zeit: 9.00 Apfel (s. Adele)	Zeit:	Zeit: 9.30 Birne
SNACK	Zeit: 10.40 Gartengurke	Zeit:	Zeit: 11.00 Gartengurke
MITTAGESSEN	Zeit: 12.30 gr. Salat m. Tomate, gr. Paprika, Brokkoli, 2 Reisfrikadellen 85 g Thunfisch/Italian dressing	Zeit: 12.15 gr. Salat m. Tomate, Blumenkohl, ½ Becher Hüttenkäse, 2 Reis- frikadellen, Balsamico, 1 Birne	Zeit: 12.00 gr. Salat, 1 Tomate u. a., 85 g Thunfisch, 2 Reis- frikadellen, Paprika
SNACK	Zeit: 15.30 roher Blumenkohl	Zeit:	Zeit: 16.00 Apfel
SNACK	Zeit: 15.00 roher Blumenkohl	Zeit: 16.00 gelber Apfel, 17.00 Gartengurke	Zeit:
ABENDESSEN	Zeit: 19.00 Huhn (115 g), Gemüse- pfanne, Olivenöl	Zeit: 19.10 Bohnensuppe, gr. Salat mit Tomaten u. a., Frikadelle, 1 Paprika	Zeit: 18.30 115 g Huhn, Brokkoli, gedünsteter Blumenkohl
BEMERKUNGEN	zweimal Power-Walking	Beginn der Periode, fühlte mich großartig, trotz fehlender Snacks	CRASH! Heute abend Cookies verschlungen, zwei Tage nacheinander die Snacks nicht recht- zeitig gegessen.

MUSTER FÜR EIN ERNÄHRUNGSTAGEBUCH 213

17. August DONNERSTAG	18. August FREITAG	19. August SAMSTAG	20. August SONNTAG
Zeit: 7.15 1 Ei, 1 Scheibe Toast, 1 Tasse Kaffee (den ganzen Tag)	Zeit: 7.20 ½ Becher Hüttenkäse, 1 Scheibe Toast	Zeit: 10.30 1 Ei, 1 Scheibe Toast, Kaffee, Wasser	Zeit: 8.30 1 Scheibe Toast, ½ Becher Hüttenkäse, 1 Birne
Zeit: 9.30 roter Apfel	Zeit: 8.45 roter Apfel, 1 Tasse Kaffee	Zeit:	Zeit:
Zeit:	Zeit: 11.15 Karotten	Zeit:	Zeit: 10.30 Power-Walking
Zeit: 12.45 gr. Salat, Spinat, Blumenkohl, Brokkoli, Tomate etc., 85 g Thunfisch, Balsamico, 2 Reisfrikadellen	Zeit: 12.30 115 g Lachs, gr. Bohnen, gedünsteter Brokkoli und Blumenkohl, roher Blumenkohl	Zeit: 12.00 gr. Salat, rohes Gemüse, 85 g Thunfisch, 2 Reisfrikadellen u. a.	Zeit: 12.30 gr. Salat m. Tomate, Gemüse, 85 g Thunfisch, 2 Reisfrikadellen (Öl u. Essig)
Zeit: 15.00 grüner Apfel	Zeit: 15.30 grüner Apfel	Zeit: 14.00 grüner Apfel	Zeit: 15.00 ½ Kantalupe
Zeit: 17.00 Karotten	Zeit:	Zeit: 16.00 Karotten	Zeit: 17.00 Gartengurke
Zeit: 18.30 Spaghetti Marinata, gr. Salat m. Spiant, Blumenkohl, Tomaten, Paprika, Kopfsalat, Balsamico	Zeit: 18.15 gr. Salat, Toskanische Bohnensuppe, 1 Tasse Gemüse, Eistee	Zeit: 18.00 gr. Salat m. Tomaten, Frikadelle u. a. 170 g Rindfleisch, Brokkoli, Paprika, Zucchini, Tomaten	Zeit: 18.30 Salat u. a., Tomaten, 115 g Hühnerfleisch, Öl, Knoblauch, Zucchini, Paprika, Brokkoli
20.00 Reisfrikadellen, immer noch Crash, Rückfall durch die Cookies von gestern und den versäumten 11.30- Snack; muß mich morgen mehr bemühen.	Ich komme zurück ...	Hart, brauchte zum Abendessen zuviel Eiweiß, aber ich fühle mich besser.	2 Spaziergänge nach dem Abendessen, habe soviel Energie.

MUSTER FÜR EIN ERNÄHRUNGSTAGEBUCH

DATUM	21. August	22. August	23. August
TAG	MONTAG	DIENSTAG	MITTWOCH
FRÜHSTÜCK	Zeit: 7.30 1 Ei, 1 Scheibe Toast, koffeinfreier Kaffee, Wasser	Zeit: 7.30 ½ Becher Hüttenkäse, 1 Scheibe Toast, Kaffee	Zeit: 7.00 1 Ei, 1 Scheibe Toast, Wasser
SNACK	Zeit: 8.45 grüner Apfel (s. Adele)	Zeit: 8.45 Birne	Zeit: ging ins Bett
SNACK	Zeit: 10.30 Karotten	Zeit: 10.30 Gartengurke	Zeit: um zu schlafen
MITTAGESSEN	Zeit: 12.30 gr. Salat, ½ Tomate, ½ Frikadelle, Paprika ½ Becher Hüttenkäse, 2 Reisfrikadellen, Essig	Zeit: 12.50 Salat m. Tomate, Paprika, rohem Blumenkohl, 85 g Thunfisch, 2 Reisfrikadellen	Zeit: 13.00 Salat mit Tomaten, Blumenkohl, roher Paprika, Garnelen, 1 Scheibe Brot
SNACK	Zeit: 15.30 Erdbeeren	Zeit: 14.45 Erdbeeren	Zeit: 16.00 Birne
SNACK	Zeit: 16.30 roher Blumenkohl	Zeit: 17.00 Karotten	Zeit:
ABENDESSEN	Zeit: 18.45 gr. Salat m. Tomate, Paprika, Blumenkohl, Frikadelle, 1 Tasse Couscous u. a.	Zeit: 18.30 Mexikan. Hähnerreis, Feldsalat, Babyspargel	Zeit: gegrillte Austernpilze, gegrillter Lachs mit Dill, grünen Zucchini und Gemüsekürbis
BEMERKUNGEN	Langer Spaziergang nach Hause, fühle mich erstaunlich ...	Kam leicht aus dem Bett, voller Energie, ging geradewegs an meiner Lieblingsbäckerei vorbei, ohne sie zu bemerken. Das Abendessen war ein Genuß.	Wow! Habe immer noch ungeheure Energie; es funktioniert wirklich.

ANHANG D

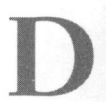

ADELES GEMÜSEREZEPTE

Gemüse hilft nicht nur, den Blutzuckerspiegel konstant zu halten, wenn es in der richtigen Menge zur richtigen Zeit gegessen wird, sondern es enthält auch reichlich essentielle Vitamine und Mineralstoffe, die der Körper braucht, um optimal zu funktionieren. Im folgenden nun einige Hinweise, wie Sie Ihr Gemüse schmackhaft und leicht kaubar zubereiten können.

Hinweise für rohes Gemüse

1. Kaufen Sie eine Gemüseschleuder. Sie können Ihre Gemüse in Rekordzeit waschen.
2. Bereiten Sie Ihren Salat rechtzeitig zu, verwenden Sie eine große Plastikschüssel mit einem Deckel. Kaufen Sie ein paar Köpfe Salat, beispielsweise Romana, Eichblattsalat und Ruccola. Brechen Sie ihn in kleine Stücke, und waschen Sie ihn. Schleudern Sie ihn in Ihrer Gemüseschleuder, und geben Sie das Gemüse in die Plastikschüssel. So können Sie jederzeit auf frischen grünen Salat zurückgreifen, wenn Sie Appetit darauf haben: Schüssel öffnen und eine Handvoll Grün herausgreifen.
3. Supermärkte und Spezialgeschäfte sind dabei, sich auf gesundheitsbewußte Käufer einzustellen. Sie können Ihre schwer kaubaren Snacks bereits vorgeschnitten und eßfertig kaufen: Brokkoli- und Blumenkohlröschen, Babykarotten, kleingeschnittener Rotkohl. Oder Sie besorgen sich bereits angemachte, abgepackte Salate. Probieren Sie auch mal eine Salatbar aus.
4. Experimentieren Sie mit verschiedenen Gemüsesorten. Probieren Sie Baby-Auberginen und Austernpilze. Schneiden Sie etwas Lauch in Ihren Salat.

Tips für gekochtes Gemüse

1. Grillen Sie Scheiben von Zwiebeln, Auberginen, Tomaten und Zucchini im Backofen oder auf dem Grill. Pinseln Sie sie dünn mit Olivenöl ein, und würzen Sie sie nach Belieben. Kochen Sie das Gemüse, bis es zart ist.
2. Bestreichen Sie Austernpilze mit zerquetschtem Knoblauch, und backen Sie sie bei 180 Grad Celsius bis sie zart sind. Ob Sie es glauben oder nicht, sie schmecken tatsächlich wie ein köstliches Fleisch- oder Fischsteak.
3. Verwenden Sie frisches, reifes Gemüse. Es kostet vielleicht etwas mehr, aber denken Sie an das Geld, das Sie für Kuchen, Kekse und Eis ausgegeben haben.
4. Wenn erforderlich, können Sie rohes Gemüse durch Blanchieren leichter verdaulich machen. Werfen Sie das gewaschene und geschnittene Gemüse für ein bis drei Minuten in einen Topf mit kochendem Wasser. Nehmen Sie es heraus, und geben Sie es dann kurz in eine Schüssel mit Eiswasser. So bleibt die Farbe erhalten und Sie haben nicht das Gefühl, Gemüse von gestern zu essen. Außerdem wird es ein bißchen weicher und ist leichter zu kauen und zu verdauen.
5. Denken Sie an Gemüse als Sauce für Nudelgerichte (nur zum Abendessen), Reis oder Couscous.

Es folgen nun ein paar Rezepte, die ich im Lauf der Jahre in meiner Küche entwickelt habe.

ADELES BOHNENGEMÜSEGERICHT

Nicht ganze scharf, nicht ganz mild, ist diese Vorspeise köstlich zu Couscous oder Reis. Ergibt vier Portionen.

In einer großen Pfanne sautieren:

1 TL Olivenöl
2 Knoblauchzehen, fein geschnitten
1 große Zwiebel, fein gehackt

Nach dem Anbräunen hinzufügen:

> 60–230 g schwarze Bohnen aus der Dose
> 2 Stangen Sellerie, gehackt
> 1 TL gehackte Petersilie
> 1 grüne Paprika, gehackt
> Gewürze nach Belieben (z. B. Koriander,
> Kräuter der Provence oder Korianderblätter)

Alles 15 Minuten dünsten, gelegentlich umrühren, mit Reis servieren.

KERNIGE GEMÜSESAUCE

Diese Sauce kann mit jedem Gemüse, das gerade verfügbar ist, zubereitet werden. Mit Tomate und Basilikum vermischt, schmecken sie alle gut. Dieses Sauce eignet sich auch wunderbar als Suppe. Einfach etwas mehr Wasser hinzufügen oder mit ein paar Spritzern Tabascosauce kalt als Gazpachovariation servieren. Ein weiterer Vorschlag: Die Sauce über gebackenen Kartoffeln servieren. Ergibt vier bis sechs Portionen.

In einer großen Pfanne auf dem Herd sautieren:

> 2 Knoblauchzehen, klein gehackt
> 1 große Zwiebel, in Scheiben geschnitten

Wenn glasig, hinzufügen:

> 1 grüne Paprika, gehackt
> 1 Stange Sellerie, gehackt
> 1 mittelgroße Zucchini, in Scheiben geschnitten
> 1 Aubergine, gewürfelt
> 2 frische Tomaten, grob gehackt
> 2 500 g-Dosen geschälte ganze Tomaten
>   (ohne Zuckerzusatz)
> 2 Karotten, in Scheiben geschnitten
> 1 Handvoll gehackte Gartenbohnen

1 Handvoll grobgehackte Brokkoliröschen
$1/2$ Tasse Wasser
3 TL gewaschenes und gehacktes frisches Basilikum

Zugedeckt 30 Minuten unter gelegentlichem Umrühren dünsten. Gegebenenfalls Wasser zugeben. Vor dem Servieren würzen, wenn die Sauce zu Teigwaren gereicht wird.

GEFÜLLTE AUBERGINEN

Dies ist ein französisches Bauernrezept. Eine halbe Aubergine ergibt eine köstliche vegetarische Mahlzeit. Weitere Beilagen sind nicht nötig. Bon appétit!
Den Herd auf 180°C vorheizen. Eine große Aubergine der Länge nach halbieren. Die Innenseite mit einer Gabel anstechen. 30 Minuten umgekehrt auf Küchenkrepp legen (dadurch verliert sich der bittere Geschmack). Die Aubergine 20 Minuten garen, oder so lange, bis das Fleisch zart ist.

In der Zwischenzeit das folgende Gemüse in kleine Stücke schneiden und in eine große Schüssel geben:

1 mittelgroße Zuccini
4 Tomaten, ohne Kerne
1 gelbe Paprika
1 grüne Paprika
2 Stangen Lauch
2 Knoblauchzehen, fein zerkleinert
6 Pilze

Wenn die Aubergine gar ist, leicht abkühlen lassen. Das Fleisch aus der Aubergine schaben und zerkleinern. In die Schüssel geben. Übrig bleibt die Hülle der Aubergine.

Zum Gemüse in die Schüssel geben:

$1/4$ *Tasse Olivenöl*
$3/4$ *Tasse Vollkornsemmelbrösel oder Weizenkeime*
1 geschlagenes Ei

Den Inhalt der Schüssel vermischen und auf die beiden Auberginenhälften verteilen, mit Semmelbrösel und etwas gehacktem fettarmem Cheddar-Käse bestreuen.
Weitere 30 Minuten oder bis die Gemüse beim Anstechen mit einer Gabel zart und die Brösel braun sind im Ofen backen.
Mit einem Salat ergibt dies ein köstliches Eintopfgericht für zwei Personen.

GRILLGEMÜSE

Dieses Gericht reicht als Beilage für sechs bis neun Personen aus. Zusammen mit einer Tasse Teigwaren oder Reis, Kartoffeln oder stärkehaltigem Gemüse (Mais, Winterkürbis, Erbsen) oder 60 Gramm Käse pro Portion ergibt dies ein rasches und sättigendes Hauptgericht. Den Ofen auf 180°C vorheizen

Das folgende Gemüse in eine große Schüssel geben:

1 kleiner Blumenkohl, in Röschen zerteilt
1 mittelgroße Zucchini, in $1/2$ cm große Scheiben geschnitten
1 mittelgroßer Sommerkürbis,
  in $1/2$ cm große Scheiben geschnitten
1 Tasse gehackte Gartenbohnen
1 rote Paprika, in Stücke oder Ringe geschnitten
1 gelbe Paprika, in Stücke oder Ringe geschnitten
2 mittelgroße Karotten, in $1/2$ cm große Scheiben geschnitten
8–10 Kirschtomaten
6–8 Perlzwiebeln, geschält
2–4 Knoblauchzehen, geschält und gewürfelt

In einer mittelgroßen Pfanne zum Kochen bringen:

1 Dose fettarme Hühnerbrühe oder $1^1/_2$ Dosen Gemüsebrühe
$^1/_2$ TL Estragon
$^1/_2$ TL Majoran oder Bohnenkraut
$^1/_3$ Tasse Olivenöl

Die heiße Mischung über das Gemüse gießen. Alles in eine Bratpfanne geben und gleichmäßig verteilen. Zugedeckt eine Stunde backen, dabei ein- oder zweimal begießen. Experimentieren Sie mit Ihrem Lieblingsgemüse oder exotischeren Stärkeprodukten, wie Couscous oder Linsen.

DANKSAGUNG

Während der vielen Jahre, in denen ich dieses Programm entwickelt und die *Stoffwechseldiät* geschrieben habe, erhielt ich Unterstützung von zahlreichen Menschen. Besonders dankbar bin ich meinem Ehemann Arthur, dessen beständige Hilfe, Anerkennung und Liebe mir den weiten Weg bis zu diesem Buch ermöglichten. Ich danke ihm für seine Geduld und ständige Verfügbarkeit und die endlosen Stunden, die er mit Lesen, Redigieren und Diskutieren verbracht hat. Am meisten danke ich ihm dafür, daß er mir von Anfang an zur Seite stand.

Danken möchte ich auch meinen Kindern Bonnee und David, die viele Jahre Experimente über sich ergehen lassen mußten, für die Zeiten, in denen sie immer nur Vitamine essen und auf Partys ohne Süßigkeiten auskommen mußten. Ich möchte auch meinem Schwiegersohn Danny und meiner Schwiegertochter Melissa danken für ihre kontinuierliche Unterstützung und ihren Zuspruch. Meine Dank geht auch an meine Stieftöchter Alyson und Margot dafür, daß sie jahrelang Gemüse und Sautiertes statt Big Macs und Spaghetti essen mußten.

Besonders danken möchte ich meiner Agentin Wendy Weil, die die Wirksamkeit meines Programms und das Potential, das in der Stoffwechseldiät steckte, erkannte, noch bevor das Buch geschrieben war. Ihre Hilfe war der erste Schritt zu diesem Buch.

Mein Dank geht auch an Karla Dougherty, deren Hilfe und Schreibtalent dieses Buch zustande brachten. Ihre Fähigkeit, aus meinen Gedanken und Worten einen zusammenhängenden, lesbaren Text zu machen, trugen zum Entstehen dieses Buches bei.

Dank auch an Ballantine Books für die große Unterstützung und ganz besonders an den Chefredakteur Joëlle Delbourgo. Herzlichen Dank auch an die Lektorin Elizabeth Zack, die von dem Buch begeistert war. Danke auch an das gesamte Personal von Ballantine, dessen Professionalität und Fähigkeiten diesem Buch seine endgültige Form gaben. Die Präsidentin Linda Grey unterstützte das Projekt ganz besonders, und die Verlegerin Clare Ferraro war immer für mich da, wenn ich sie brauchte. An die Verleger Kim Hovey und Jennifer Richards, die Bildredakteurin Ruth Ross und all die hilfsbereiten Leute von Ballantine, deren immerwährender Zuspruch mir viel Energie gab: Vielen Dank!

Ganz besonderer Dank geht an meine Freundin Donna Gellman für die Entwicklung des Stretchingprogramms, für ihre Ermutigung, Unterstützung und Hilfe. Dank auch an die Trainerin Susanna Weiss für die Zeit und Energie, die sie für das Kapitel über die Bewegung aufgewendet hat.

Hinter einer erfolgreichen Karriere stehen immer mehrere Menschen. Immer hatte ich das Glück, mit Kapazitäten zusammenarbeiten zu dürfen. Meine tiefste Anerkennung geht an Dr. Evelyn Leigner, deren professionelle Unterstützung meine Arbeit bereicherte und vorantrieb, an Dr. Charles Goodrich, dessen frühzeitige Anerkennung meiner Arbeit mich ermutigte, an Dr. Shari Leiberman, Ernährungsspezialistin und Freundin, die mich ermutigte, trotz Praxisstreß dieses Buch zu schreiben, und an Maria Schestopalow, meine stets gutgelaunte Sekretärin, die trotz Mehrarbeit durch das Tippen dieses Buches das Büro bei Laune hielt. Ich danke auch Dr. Richard Ash für seine Großzügigkeit, sowohl was seine Zeit als auch seine Unterstützung anbelangt, den Chiropraktikern Dr. Nancy Brand, Dr. Sally Brooke-Smith und der Masseurin Jane Factor für ihre physische und emotionale Unterstützung in harten Zeiten, und dem Personal von Navona, meinem Lieblingsrestaurant, für die wunderbaren Mittagessen, die meinen Blutzuckerspiegel im Gleichgewicht hielten, so daß ich mich auf das Schreiben konzentrieren konnte.

Besondere Dankesworte ergehen an meinen Anwalt Michael Rudell, der sein Vertrauen in die Stoffwechseldiät dadurch bekundete, daß er mich meiner Literaturagentin vorstellte, und an Jo Sgammato und Ponchitta Pierce, von deren publizistischer Erfahrung ich profitieren konnte.

Besonderer Dank geht auch an meinen Schwager und meine Schwägerin Marty und Mary Green für ihre Ratschläge und an meine Freunde, die sich in hektischen Zeiten meine Ideen anhörten und mir Unterstützung und Rat gaben: Ellie Dubin, Dr. Susan Hans, Sandra

Kronberg, Maxine Pines, Lenore Rauch, Ellie Rothchild und Margery Weinroth.

Danke auch meiner Schwiegermutter Sydelle Prince, deren Unterstützung ich immer spüren konnte.

Und diese Danksagung wäre ohne die Unterstützung, die Ermutigung und Hilfe meiner vielen Patienten weder vollständig noch möglich. Ohne ihre Bereitschaft, Neues und Unbekanntes auszuprobieren, gäbe es kein Programm. Durch diese Experimente konnte ich im Verlauf der Jahre das Programm immer wieder bis zu seiner heutigen Form weiterentwickeln. Ich danke wirklich jedem einzelnen von ihnen für die großzügige Unterstützung mit Daten und Fakten.

Hinweis für Leser und Leserinnen dieses Buches: Quellennachweise können bei Bedarf vom Verlag angefordert werden.